執筆協力者一覧（50音順）

有久　勝彦　関西福祉科学大学保健医療学部リハビリテーション学科准教授
植田　貴之　名手病院リハビリテーション部課長
太田　裕樹　京都府立宇治支援学校主任実習助手
大橋　珠紀　介護老人保健施設プライムケア桃花林介護部チーフ
大橋　倫子　京都久野病院リハビリテーション科
小國　由紀　京都府言語聴覚士会
片岡　聡子　土佐リハビリテーションカレッジ作業療法学科学科長
木下　亮平　大阪人間科学大学保健医療学部作業療法学科講師
木村　奈緒　京都医健専門学校言語聴覚科
國重　雅史　文京学院大学保健医療技術学部作業療法学科助教
小林　啓晋　角谷リハビリテーション病院診療技術部統括科長
坂田理恵子　JCHO 京都鞍馬口医療センターリハビリテーション科
佐藤　　玲　地方独立行政法人京都市立病院機構京都市立病院リハビリテーション科
高山　　圭　京都リハビリテーション病院リハビリテーション部
竹之内美樹　総合病院土浦協同病院看護副部長
立畑　翔一　メリィホスピタルリハビリテーションセンター主任
徳島　大樹　京都リハビリテーション病院リハビリテーション部
戸倉　晶子　結の歩訪問看護ステーション主任
長城　晃一　福岡大学脳神経内科学教室助教
中西　　一　森ノ宮医療大学総合リハビリテーション学部作業療法学科講師
平田　和彦　広島大学病院診療支援部リハビリテーション部門部門長
丸山　育子　福島県立医科大学看護学部准教授
山本　達也　関西福祉科学大学リハビリテーション学科作業療法専攻助教
吉川　浩平　広島大学病院診療支援部リハビリテーション部門主任言語聴覚士
吉村　貴子　京都先端科学大学健康医療学部言語聴覚学科教授

はじめに

2019年（平成31年）3月31日で医療保険の生活期リハビリテーションの経過措置が終了となり，医療保険の疾患別リハビリテーションが終了した後は，介護保険での生活期リハビリテーションを行うと役割分担が明確化しました。医療保険の疾患別リハビリテーションを引き継ぐ介護保険での生活期リハビリテーションの役割は生活機能の維持・向上，自立した生活の推進などとされています。介護保険制度は，単に介護を要する高齢者の身の回りの世話をするだけではなく，高齢者の尊厳を保持し，自立した日常生活を支援することを理念とした制度です。

しかし，介護分野では，介護を要する高齢者ごとに病気や病状はさまざまです。また，医療における確立した評価指標が必ずしも存在するわけではなく，それぞれの対象者や関係者のさまざまなニーズや価値判断が存在します。

一方，近年では介護保険での生活期リハビリテーションでも，科学的手法に基づく分析により，それぞれの対象者への生活支援だけでなく，科学的根拠に基づいた自立支援・重度化防止などの取り組みが進められています。厚生労働省は，2016年（平成28年）度から通所・訪問リハビリテーションの計画書などの情報を収集し，フィードバックを行うVISIT（monitoring & eValuation for rehabIlitation ServIces for long-Term care）を導入し，2020年（令和2年）度から高齢者の状態や介護保険での生活期リハビリテーションの内容などの情報を収集するCHASE（Care, Health Status & Events）を始めました。そして，2021年（令和3年）度からは，VISITとCHASEを一体的に運用する「科学的介護情報システム（LIFE：Long-term care Information system For Evidence）」を開始しました。

LIFEでは，データに基づいて，PDCA（Plan → Do → Check → Act）サイクルを推進し，介護保険での生活期リハビリテーションの質向上につなげることを目指しています。すなわち，自立した日常生活を送るためには，介護保険での生活期リハビリテーションでも，要介護者の健康状態・心身機能・活動を把握することが重要です。また，効果的で標準的な介護保険でのリハビリテーション手法の実施が求められています。

そこで本書では，リハビリテーション医学・医療のエッセンスをリハビリテーション

手法に取り入れてもらうためにその具体的な内容を解説しました。また，介護領域で活用できるリハビリテーション手法を学ぶ上で，リハビリテーション医学・医療の歴史とリハビリテーション診療の基本を理解しておくことは重要です。さらに，リハビリテーション医療に役立つ知識を身につけておくことも有用です。

本書は，厚生労働科学研究費補助金（長寿科学政策研究事業）「要介護者に対する疾患別リハビリテーションから維持期・生活期リハビリテーションへの一貫したリハビリテーション手法の確立研究　（ 20GA1001)」の支援を受けて作成しました。基本的な内容は日本リハビリテーション医学教育推進機構が監修し，2021 年に発刊された「総合力がつくリハビリテーション医学・医療テキスト」に沿ったものになっています。編集および執筆はリハビリテーション医学・医療に通じた先生方にお願いしました。そのご尽力に深く感謝します。介護保険での生活期リハビリテーションに関係するさまざまな職種の方々に参考にしていただければ幸甚です。本書が質の高い介護保険での生活期リハビリテーションに役立つことを心から願っています。

2023 年 3 月

三上　幸夫（みかみ　ゆきお）

広島大学　リハビリテーション科　教授
厚生労働科学研究費補助金（長寿科学政策研究事業）研究代表者

目　次

第1章 リハビリテーション医学・医療・診療

1 リハビリテーション医学・医療の歴史

- リハビリテーションという用語が医学領域で使用され始めたのは今から100年前の第一次世界大戦の頃です。膨大な数の戦傷者をいかに社会に復帰させるかという社会的課題に対応するためです。第二次世界大戦でさらにその必要性と有用性が重視され，1949年，米国でAmerican Board of Physical Medicine and Rehabilitationとして専門性が確立されました。
- リハビリテーションの用語と概念が日本に導入されたのは1950年代であり，1963年に日本リハビリテーション医学会が設立されました。日本ではPhysical Medicine and Rehabilitationがリハビリテーション医学で総括されています（表1-1）。

表1-1　リハビリテーション医学の歴史

1917年：米国陸軍で医学領域において最初のリハビリテーションという用語の使用
1947年：米国で専門臨床領域としてAmerican Board of Physical Medicine and Rehabilitationが誕生
1963年：日本リハビリテーション医学会設立

- 現在では，超高齢社会の到来により，その対象は小児から高齢者までほぼすべての診療科に関わる疾患・障害・病態に広がっています（図1-1）。
- 日本リハビリテーション医学会では，リハビリテーション医学を「活動」の視点で捉え，2017年にリハビリテーション医学を「活動を育む医学」と再定義しました（図1-2）。疾病や外傷で低下した身体的・精神的機能を回復させ，障害を克服するという従来の解釈のうえに立ち，ヒトの営みの基本である「活動」に着目し，その賦活化を図る過

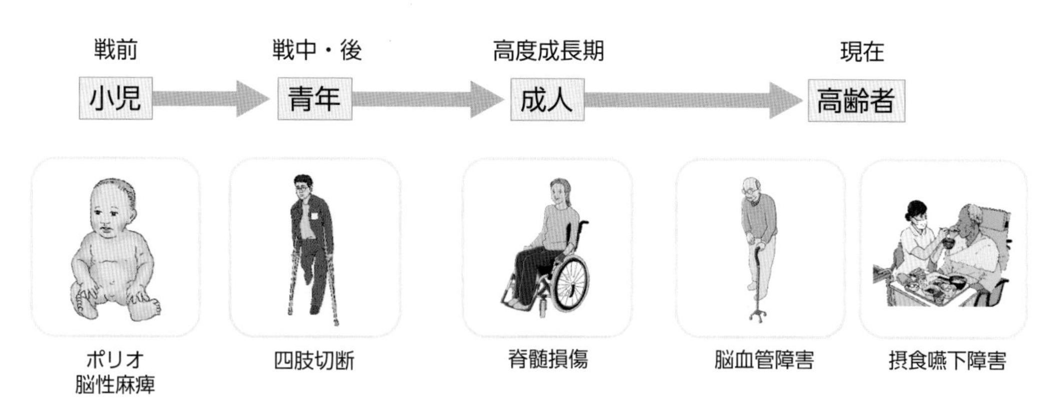

図 1-1　リハビリテーション医学・医療の対象の変遷

程をリハビリテーション医学・医療の中心に据える考え方です。活動を賦活するというプラスの思考です。

- 日本リハビリテーション医学会では,「活動」を「日常での活動」,「家庭での活動」,「社会での活動」というフェーズで説明しています（図 1-2）。
- 障害者にとどまらず，すべての人々が平等に社会生活を営む機会をもつための健康観をとらえる新たな枠組みとして 2001 年に国際生活機能分類（International Classification of Functioning, Disability and Health; **ICF**）が作成されました。ICF の「参加」は日本リハビリテーション医学会の「社会での活動」に相当します。

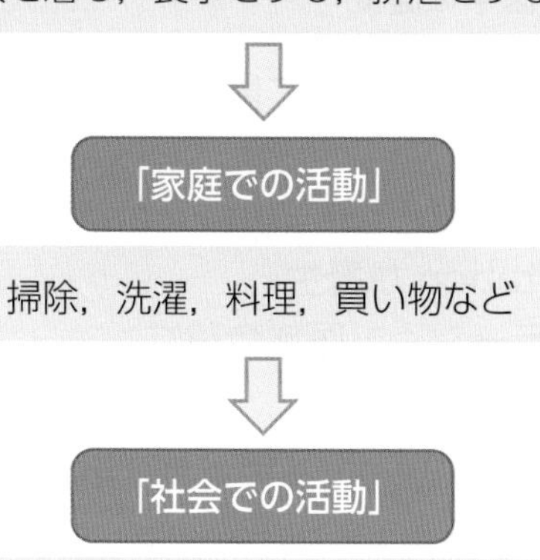

図 1-2　「活動を育む」リハビリテーション医学・医療

- リハビリテーション医療は，急性期・回復期・生活期の三つのフェーズに分類されます。

それぞれのフェーズにおけるリハビリテーション医療が果たす役割を知っておく必要があります（図 1-3）。

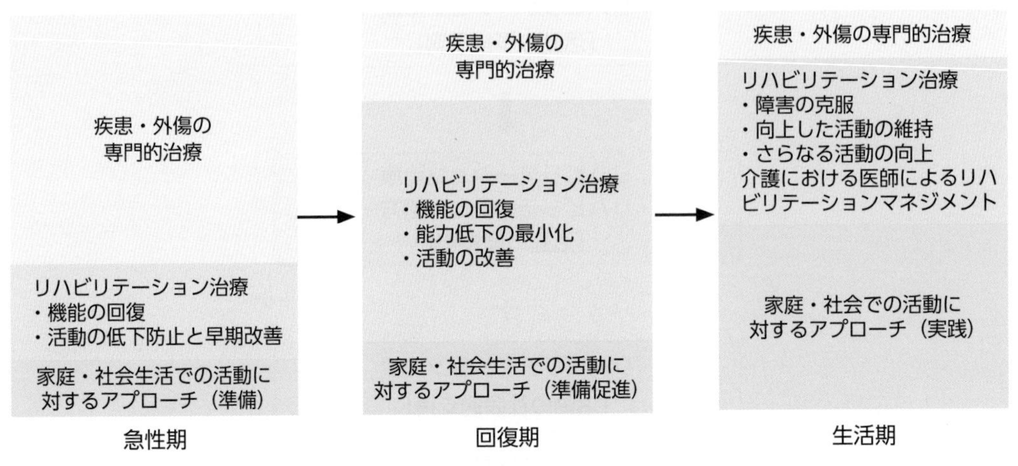

図 1-3　急性期・回復期・生活期のリハビリテーション医療（診療）

- 生活期においては疾患・外傷の専門的治療よりも，家庭・社会での活動に対するリハビリテーションアプローチが重要な割合を占めるようになります。
- 生活期において医療から介護への橋渡しは重要です。介護分野でのリハビリテーションアプローチにはリハビリテーションマネジメントがあります。

2 リハビリテーション診療の基本

- リハビリテーション医療の中核はリハビリテーション診療です。
- リハビリテーション診療には，診断，治療，支援の三つのポイントがあります（図 1-4）。
- 急性期, 回復期, 生活期のフェーズを問わず,「日常」･「家庭」･「社会」での活動について，各種の検査や評価の結果を踏まえながらリハビリテーション診断を行い，活動の予後を予測します。
- 活動の予後を最良にするために目標（ゴール）を設定し，適切な治療法を組み合わせ，訓練指示を中心としたリハビリテーション処方も行ってリハビリテーション治療を実施します。
- リハビリテーション治療と相まって環境調整や社会資源の活用などのリハビリテー

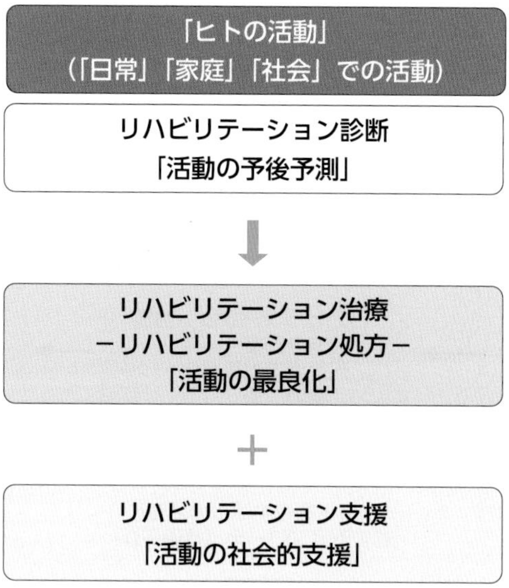

「ヒトの活動」
(「日常」「家庭」「社会」での活動)

リハビリテーション診断
「活動の予後予測」

リハビリテーション治療
－リハビリテーション処方－
「活動の最良化」

＋

リハビリテーション支援
「活動の社会的支援」

図 1-4　リハビリテーション診療

ション支援を行い，患者の QOL を最大限まで高めることを目指します。

- リハビリテーション医療やリハビリテーションマネジメントには，リハビリテーション科医，各科の医師，理学療法士，作業療法士，言語聴覚士，義肢装具士，歯科医師，看護師，薬剤師，管理栄養士，公認心理師 / 臨床心理士，社会福祉士 / 医療ソーシャルワーカー，介護支援専門員 / ケアマネジャー，介護福祉士などの多くの職種が関与しています。

リハビリテーション診断

- ヒトの「活動」に着目し，その予後を身体診察，各種評価，画像検査，血液検査，電気生理学的検査，生理学的検査，摂食嚥下機能検査，排尿機能検査，病理検査などを組み合わせて，総合的に予測し診断していくのがリハビリテーション診断です。
- リハビリテーション診療の流れはフェーズによって異なりますが，リハビリテーション診断をもとに問題点を抽出し，治療ゴールを設定したうえで治療計画を立て，処方が行われます（図 1-5）。
- 治療が行き詰まったときや，予測よりも早く目標に達したときには，再度評価を行い治療ゴールの再設定や治療計画の見直しを行います。
- 診療の流れのなかで，診断は重要な役割を果たします。本人からの問診はもちろん，家族，前医からの情報収集は診断の第一歩でありますが，そこに身体診察と各種検査結果を併せた評価を加えて診断します。
- リスク評価も行った上で，患者の「活動」の予後予測を行うのがリハビリテーション診断です。

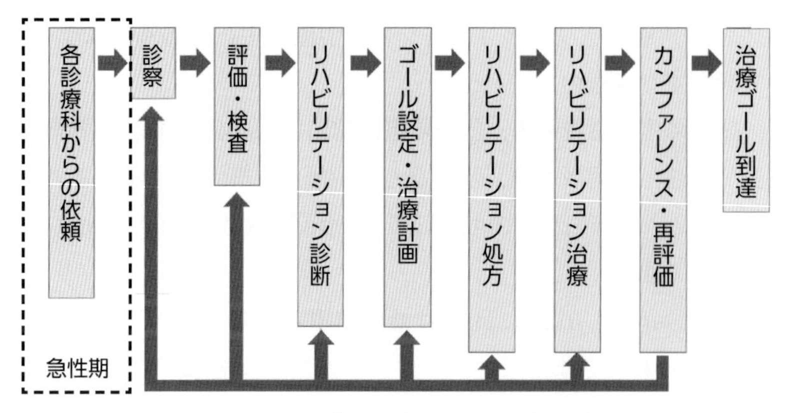

図 1-5 リハビリテーション診療の流れ

- リスク管理はリハビリテーション診療に重要ですが，最大のリスク管理は患者をよく知ることです。すなわち評価を十分に行い，カルテの記載事項を医療チームのメンバーで共有し，それぞれがしっかり把握しておくことです。

表 1-2 代表的な心身機能の評価法

意識障害
Japan Coma Scale (JCS)，Glasgow Coma Scale (GCS)
運動障害
①関節可動域：四肢・体幹の関節可動域，②筋力：四肢・体幹の MMT，③麻痺：運動麻痺の有無と程度，④失調：失調の有無と程度，⑤痙縮と固縮：Ashworth Scale，Modified Ashworth Scale，⑥不随意運動：不随意運動の種類
感覚障害（疼痛を含む）
表在感覚・深部感覚・二点識別覚
言語障害
①失語症：SLTA，WAB 失語症検査，②構音障害：発話明瞭度
認知症・高次脳機能
①知的機能障害．認知症：(1) DSM-5 に基づく健忘，(2) HDS-R，MMSE，(3) WAIS，WISC，②記憶障害：WMS-R, RBMT, DSM-5 に基づく健忘．③失行，④失認，⑤注意障害：PASAT, TMT, 標準注意検査法（CAT），⑥遂行機能障害：WCST，BADS
心肺機能
①一般肺機能検査，②運動負荷試験
摂食嚥下
①スクリーニングテスト：水飲みテスト・反復唾液嚥下テスト，②嚥下内視鏡検査，③嚥下造影検査
排尿
①排尿の理学的所見，②排尿の画像診断：造影検査（IP，CG，UG），③尿流動態検査
成長・発達
主な反射，反応，粗大運動や尺度による発達状態
障害者心理
障害の受容過程，心理状態
歩行の評価
①10 m 歩行テスト，②Timed Up and Go test，③6分間歩行試験

- すべての患者に共通するリハビリテーション治療を中止する基準はなく，患者の状態に合わせて設定すべきものです。
- 意識障害，運動障害，感覚障害，言語障害，認知症・高次脳機能，心肺機能，摂食嚥下，排尿，成長・発達，障害者心理，歩行などの評価法を表1-2に示します。
- リハビリテーション医学・医療では，ADL（Activities of Daily Living：日常生活動作）の評価は不可欠です。
- バーセル指数（Barthel Index; BI）は最も利用されてきたADL評価であり，主に脳血管障害で用いられてきました。大まかですが簡便に評価できる方法であり，看護・介護の領域で広く使われています（表1-3）。
- 機能的自立度評価法（FIM）は国内のみならず，世界で広く使われている評価法です。日常生活における実際の状況を「している」ADLとして評価します。バーセル指数にはない認知機能に関する項目もあります。7歳以上のすべての障害を対象としています。
- QOLは生活の質であり，人生の視点を重視しています。

表1-3　バーセル指数（Barthel Index ; BI）

項目	評価
食事	(10) 自立している。自助具などを用いてもよい。標準時間内に食べ終える (5) 部分的に介助を要する。たとえばおかずを切って細かくしてもらうなど (0) 全面的に介助を要する
車いすからベッドへの移動	(15) ブレーキやフットレストの操作も含めて自立している。歩行の自立を含む (10) 軽度の部分介助または監視を要する (5) 座ることは可能であるがほぼ全面的に介助を要する (0) 全面的に介助または不可能
整容	(5) 洗面，整髪，歯磨き，ひげそりなどが自立している (0) 整容に介助を必要とする
トイレ動作	(10) 衣服の着脱，トイレットペーパーの使用，水を流す，を含めて自立している (5) 体を支える，衣服の着脱，後始末などに部分的な介助を必要とする (0) 全面的に介助または不可能
入浴	(5) 浴槽に入る。シャワー，スポンジのいずれかを用いて自立している (0) 部分的あるいは全面的に介助を必要とする
歩行	(15) 45 m以上を介助や監視なしに歩ける。車いすや歩行器は使用しない (10) 45 m以上を介助や歩行器により歩ける (5) 車いすを自分で操作して45 m以上移動できる (0) 上記以外
階段昇降	(10) 介助や監視なしに次の階まで昇降できる。手すりの使用は可 (5) 階段の昇降に介助や監視を要する (0) 階段の昇降ができない。
着替え	(10) ボタン掛け，靴の着脱などを含めて自立している (5) 着替えの半分以上を，標準的な時間内に行うことができる (0) 上記以外
排便のコントロール	(10) 便を失禁することはない (5) 時に失禁がある。または坐薬や浣腸に介助を要する (0) 上記以外
排尿のコントロール	(10) 尿を失禁することはない (5) 時に失禁がある。または集尿器の取り扱いに介助を要する (0) 上記以外

リハビリテーション治療

- リハビリテーション治療は，ヒトの「活動」の予後を最良にするために，理学療法（運動療法・物理療法），作業療法，言語聴覚療法をはじめ，表 1-4 に示す各治療法を組み合わせて行います。
- リハビリテーション治療を行う際は，原疾患の状況や予後を念頭に置く必要があります。疾患を十分に理解したうえで，リハビリテーション治療計画を立てます。
- 長期間診療を要する場合は，目の前の状況だけでなく先のフェーズを見据えた対応が必要です。

表 1-4　リハビリテーション治療の種類

●理学療法
　運動療法
　物理療法
●作業療法
●言語聴覚療法
●摂食機能療法
●義肢装具療法
●認知療法・心理療法
●電気刺激療法
●磁気刺激療法（rTMS）
●ブロック療法
●薬物療法（漢方を含む）
●生活指導
●排尿・排便管理
●栄養管理
●手術療法
●患者心理への対応
●新しい治療
　ロボット
　BMI（brain machine interface）
　AI（artificial intelligence）
●再生医療

リハビリテーション支援

- リハビリテーション治療とともに，ヒトの「活動」を環境調整や社会資源の活用によって支援していくのがリハビリテーション支援です（表 1-5）。

表 1-5　リハビリテーション支援（環境調整や社会資源の活用）

・家屋評価・住宅（家屋）改修
・福祉用具
・支援施設（介護老人保健施設，特別養護老人ホーム）
・経済的支援
・就学・就労支援
・自動車運転復帰
・障がい者スポーツ活動
・法的支援（介護保険法，障害者総合支援法，身体障害者福祉法など）

第2章 介護領域のリハビリテーション手法としてそのエッセンスが活用できる主な訓練法

1 関節可動域（ROM）訓練

- 関節可動域（range of motion; ROM）訓練は，関節可動域の制限を予防，改善，または関節可動域の維持・改善を図るために行われるものです。
- 高齢者に関しては若年者と同等の可動域に満たない場合でも，ADL（日常生活動作，日常生活活動）に影響を及ぼさないこともあります。

訓練方法

- ROM 訓練は，目標とする ADL に必要な関節可動域を獲得することを目標とします。
- 重力に抗して動かせる筋力があれば，自動による ROM 訓練が第一選択となります。重力に抗して動かせる筋力がなければ，他動による ROM 訓練（他動運動・自動介助運動）の適応となります（図 2-1, 2-2）。
- 通所や在宅における ROM 訓練に違いはありません。

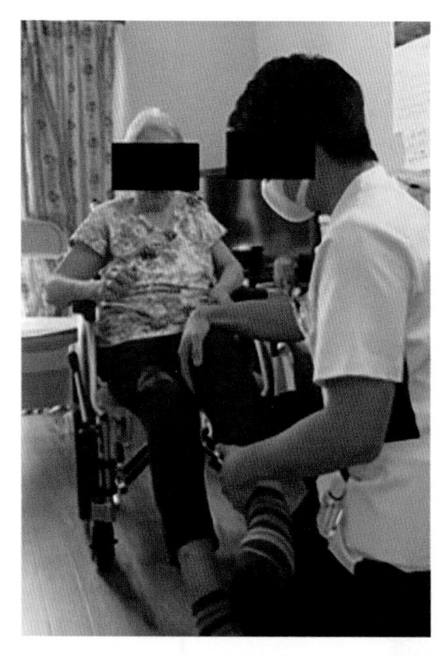

図 2-1　他動による膝関節の ROM 訓練

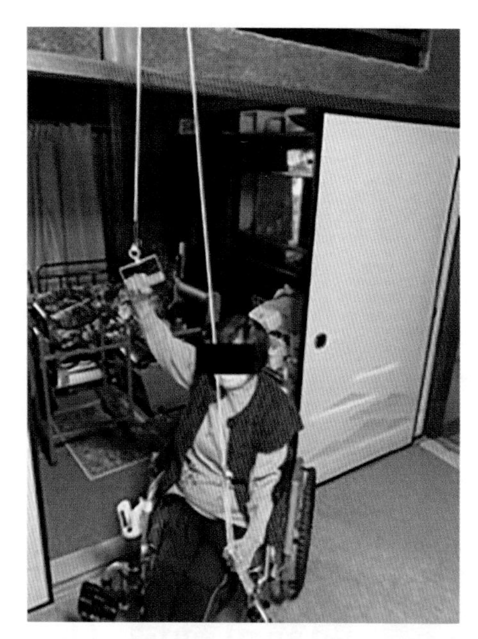

図 2-2　滑車を使用した自動介助による肩関節の ROM 訓練

実施上のリスク管理

- 骨・関節の状態（制限を起こしている原因や腫脹・発赤・疼痛などの局所症状など）を観察した上で実施します。腫脹がある場合はアイスパックなどの寒冷療法を併用することもできます。
- ROM 訓練は疼痛を与えない範囲，もしくはこの範囲をわずかに越える所まで行います（この際の疼痛は，数分以内に収まる程度とします）。

上肢の ROM 訓練

- 上肢の関節可動域制限は洗濯や更衣，排泄，食事といった日常生活の制限因子となるため，単に ROM 測定のみにとどまらず，生活への支障を聞き取る必要があります（表 2-1）。

表 2-1　関節可動域制限と生活行為の障害

関節可動域制限	生活行為の障害
肩関節	洗濯物を干す，高い棚から物を取り出す，衣服に袖を通す 髪を結ぶ，ブラジャーのホックを付ける，背中を洗う
肘関節	食事摂取，歯磨き，櫛で髪をとかす，顔を洗う，化粧をする
前腕	物を押さえる，お釣りを受け取る，手で水を汲む
手関節	雑巾を絞る，お尻を拭く，包丁を操作する
手指	小銭を取り出す，ボタンを留める，ハサミを使用する 字を書く，箸を使う，爪を切る，薬をピルアウトする

訓練方法

- 関節可動域制限の要因に応じて，自動運動・他動運動・自動介助運動を組み合わせて実施します。
- 関節拘縮の予防のためには，疼痛を起こさない程度の伸張運動を1日1回30分程度行うことが有用であり，日常生活の中で頻回に関節運動を行うことが推奨されます。
- 対象者・介助者に関節可動域訓練の手技を指導することで，日常生活の中での上肢の使用頻度が増加し，可動域の維持・改善につながるため，わかりやすい写真や図を用意することが役立ちます（図2-3）。
- 通所リハビリテーション，訪問リハビリテーションでは，関節可動域訓練に時間をかけることは他の訓練時間を減らすこととなるため，図2-4のような器具やスプリント

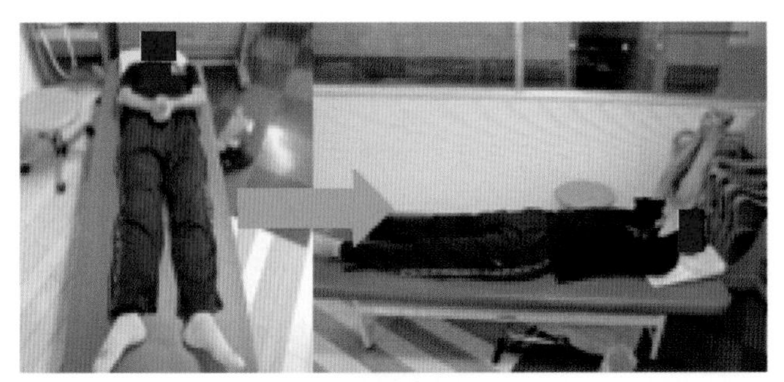

肩関節屈曲

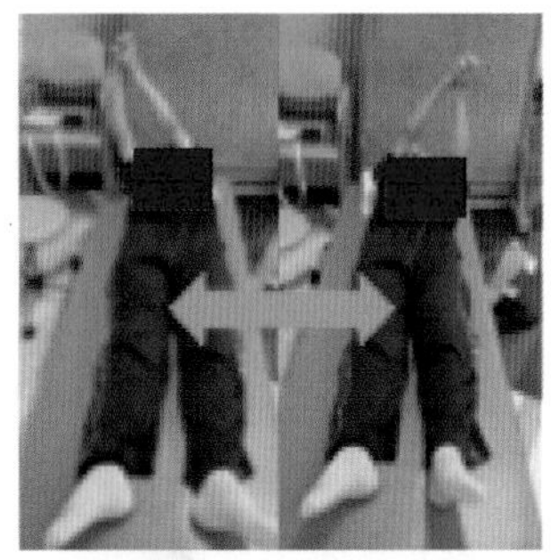

肩関節水平内転・外転

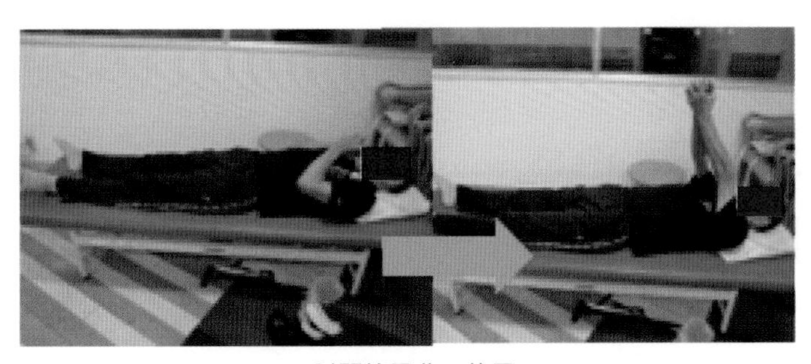

肘関節屈曲・伸展

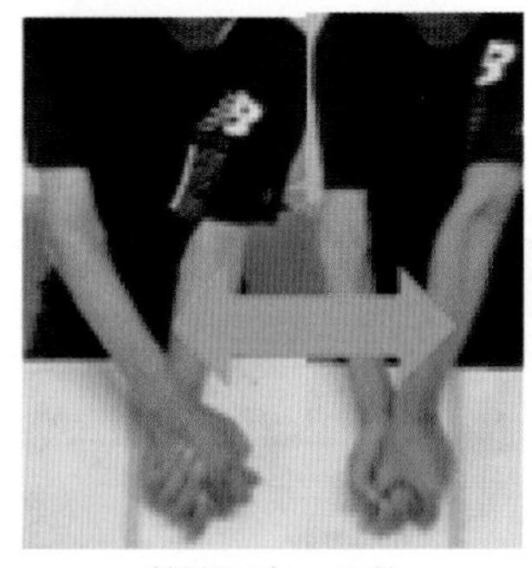

前腕回内・回外

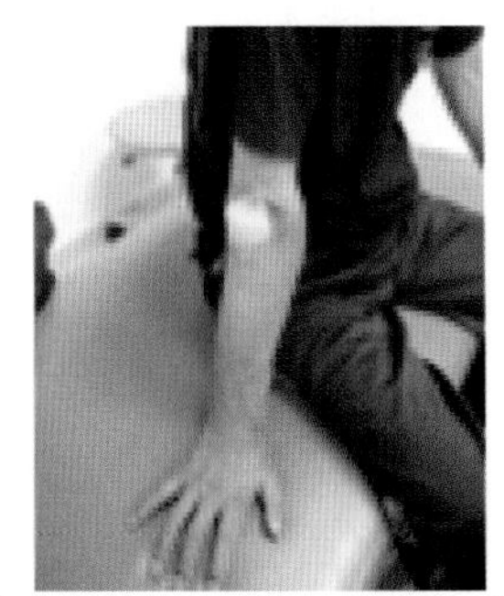

荷重を用いた手指・手関節の伸展

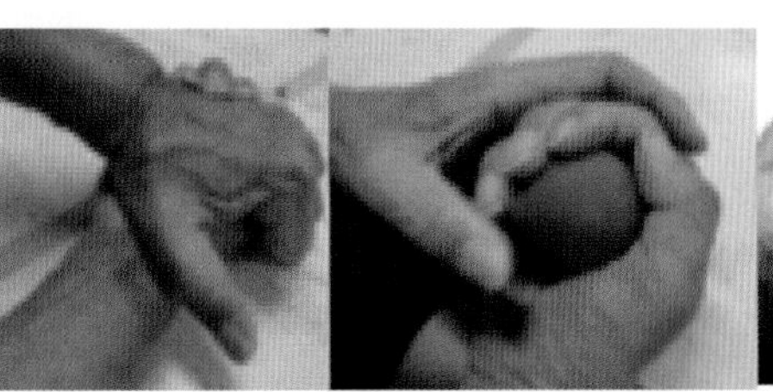

手掌の皮膚刺激（皮膚の可動性確保）

図2-3　脳血管障害患者の自主訓練の例

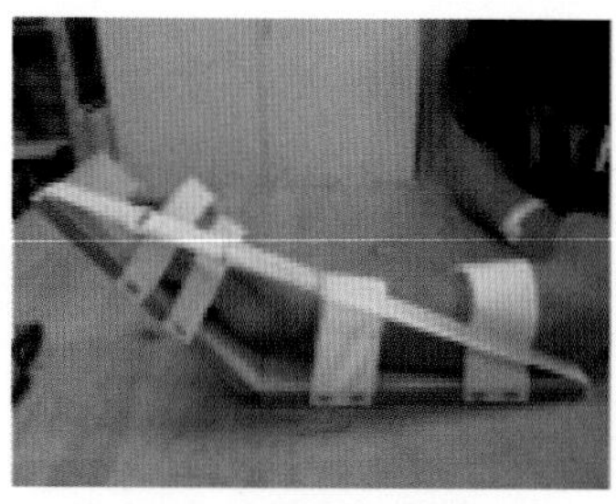
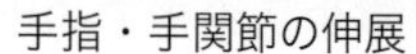
手指・手関節の伸展

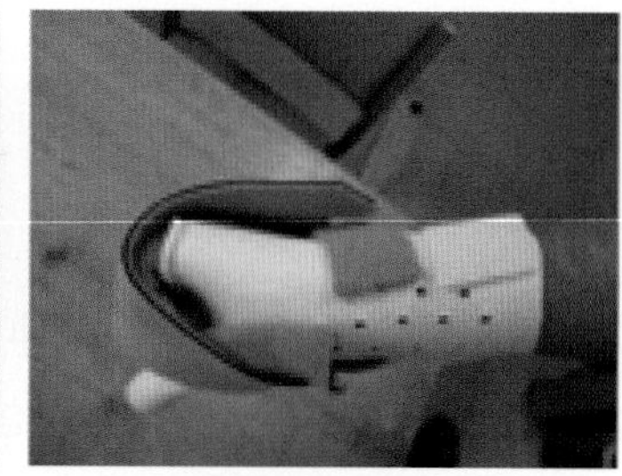
手指の集団屈曲

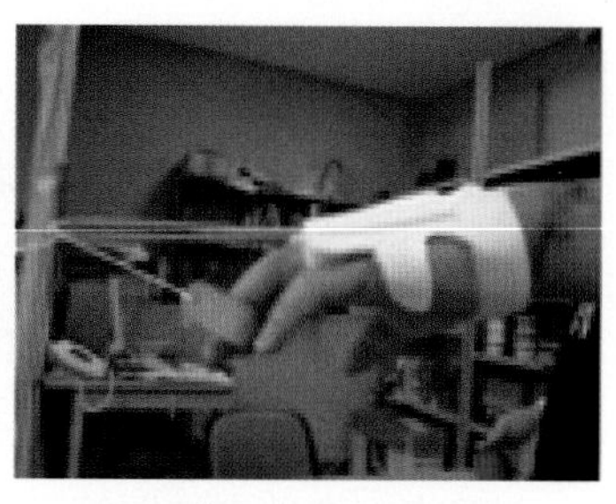
環指 PIP 関節の伸展

図 2-4 器具やスプリントを用いた持続的伸張

を用いた持続的伸張や，集団体操，自主訓練を併用することが行われます。これにより訓練効果を高めることができます。

- 訓練の前に，ホットパックや温浴などで患部を温めておくことで血流増加や疼痛緩和，軟部組織の柔軟性向上が期待できます。
- 炎症や疼痛が強い場合，骨・関節の不安定性がある場合，関節リウマチによる関節破壊や変形がある場合は，関節可動域訓練によって症状を増悪させる可能性があります。注意が必要です。
- 自主訓練を指導する際には，必ず適切な関節運動ができているかを確認します。不適切な方法で実施することにより変形を助長させ，疼痛を増悪させることがあるため注意します。

2 筋力増強訓練

- 筋力増強訓練は筋収縮によって筋力を維持・向上させるために行います。転倒予防，介護予防などを目的とした日常的な筋力の維持，増強が目的となります。
- 高齢者でも適切な負荷の筋力増強訓練を継続することで，筋力増強効果が得られるため，介護領域の，ほぼすべての対象者に必要となる訓練です。
- 筋力は標準的な徒手筋力検査法（MMT; manual muscle testing; 表 2-2）や握力で評価します。
- 握力は全身の筋力の状態を反映し，握力低下は全身筋力低下と関係します。握力の評価はフレイル，サルコペニア（男性 28kg 未満，女性 18kg 未満）の判断基準となります（図 2-5)。

表 2-2 MMT の判定基準

Normal	5	強い抵抗と重力に抗して完全に運動できるもの
Good	4	弱い抵抗と重力に抗して完全に運動できるもの
Fair	3	重力を抗してなら完全に運動できるもの
Poor	2	重力を除けば完全に運動できるもの
Trace	1	筋のわずかな収縮はみられるが関節は動かないもの
Zero	0	筋の収縮はまったく認められないもの

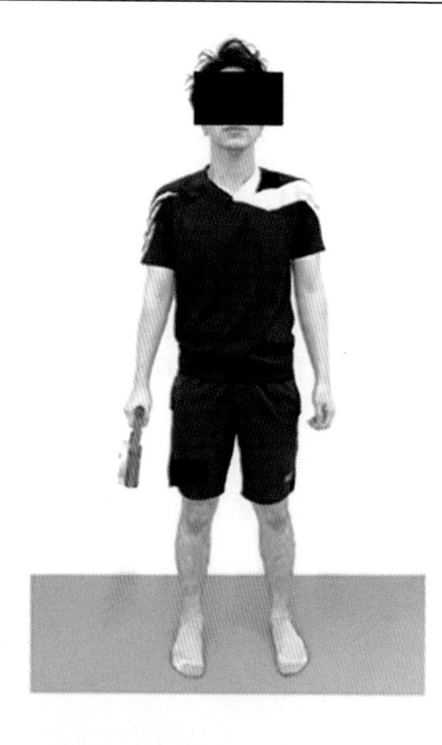

図 2-5 握力測定

・両足を開いて安定した基本姿勢をとります
・握力計の指針を外側にして，体に触れないように肩を軽く外に開き，息を吐きながら力いっぱい握り，利き手あるいは強い手の方を 2 回測定したものの最大値を使用します

筋力増強訓練の考え方

- 筋力増強訓練を効果的に行うために，FITT（frequency：頻度，intensity：強度，time：時間，type：種類）を設定し，過負荷の原理（一定以上の負荷を与える），特異性の原理（対象とした内容にだけ効果を認める），可逆性の原理（筋力増強運動の継続）に基づき実施します（表 2-3）。
- RM（repetition maximum，最大反復回数）とは，一定の負荷強度で繰り返し実施可能な運動回数のことであり，筋力増強訓練の負荷量の決定には，正しい姿勢により 1 回だけできる最大重量を示す 1RM が用いられ，最大筋力は 1RM に相当します。
- 筋力増強訓練開始時は，50％ 1RM 未満で 15 ～ 25 回が推奨されます。それらを 2 ～ 3 分の休憩をはさみながら 2 ～ 4 セット行うと効果的です。
- 運動強度の設定には自覚的運動強度も使用されます。
- 同じ筋群の最大負荷による訓練については，少なくとも 48 時間以上あけて行います。

表 2-3　高齢者に対する筋力増強訓練の推奨（米国スポーツ医学会）

frequency（頻度）	週2回以上
intensity（強度）	初心者：1RM（reputation maximum）の 40 ～ 50% 中等度から高強度：1RM の 60 ～ 80%
time（時間）	主筋群 8 ～ 10 種類の運動を 10 ～ 15 回，1 セット以上（初心者）
type（種類）	荷重や徒手抵抗などを漸増（階段昇降など，主筋群を使用する他種目への変更可能）

通所での筋力増強訓練

- 通所では，レッグプレスなどの機器を使用することで，安全かつ定量的な負荷で筋力増強訓練が実施できます（図 2-6）。また，徒手抵抗，重錘，機器などを用いた抵抗運動，対象者の自重を利用した筋力増強訓練を組み合わせて実施します（図 2-7）。
- スクワットは，大腿四頭筋や殿筋，下腿三頭筋などの抗重力筋の筋力増強に適しており，膝・股関節屈曲角度や回数で負荷量が調節できます。
- 翌日～翌々日に筋肉痛が生じても，大きな問題はありません。
- 下肢関節に疼痛を有する場合や低強度での訓練から開始する場合は，股関節外転（図

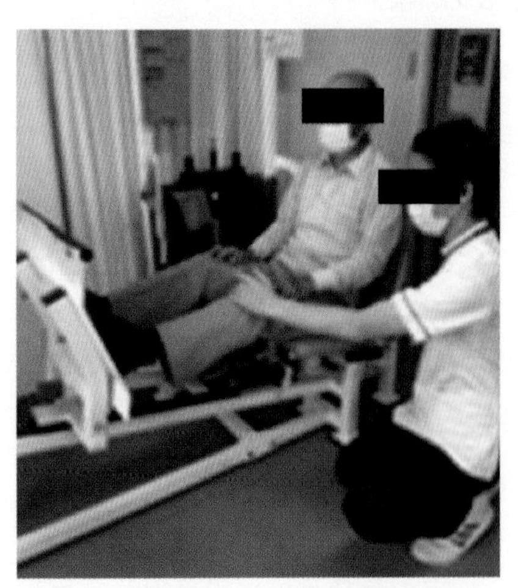

図 2-6　機器（レッグプレス）を使用した筋力増強訓練

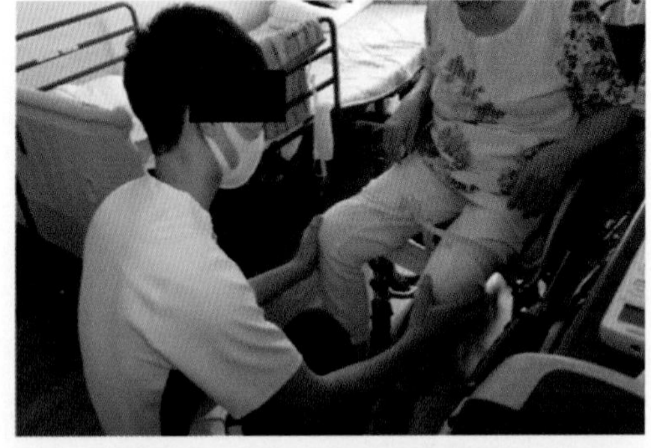

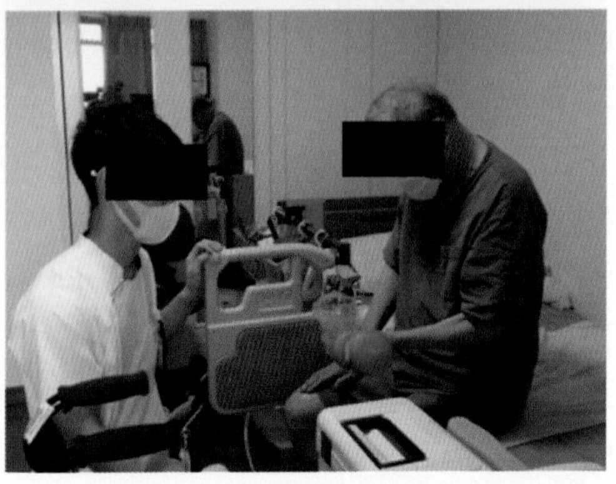

図 2-7　ゴムチューブ，ダンベルを使用した筋力増強訓練

2-8), 股関節伸展, 殿部挙上を行います。大腿四頭筋の筋力増強訓練は, 大腿四頭筋セッティング, SLR（straight leg raising 図 2-8）を行います。

- 個別リハビリテーション以外の自主訓練として, 椅子からの立ち上がり訓練, ステップ訓練, 座位や立位での大腿挙上, つま先立ち, 座位や立位でのつま先上げが推奨されます（図 2-9)。

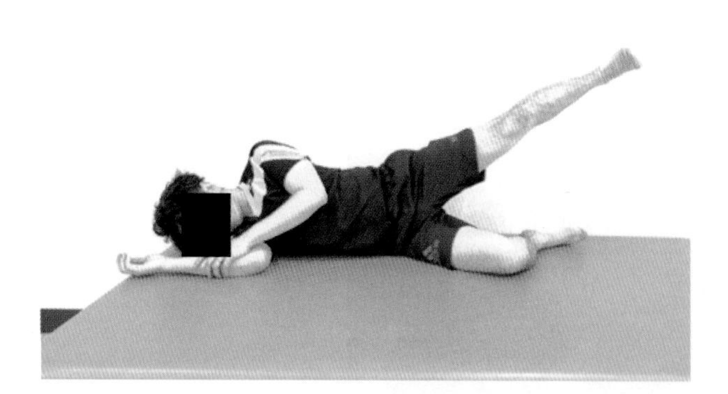

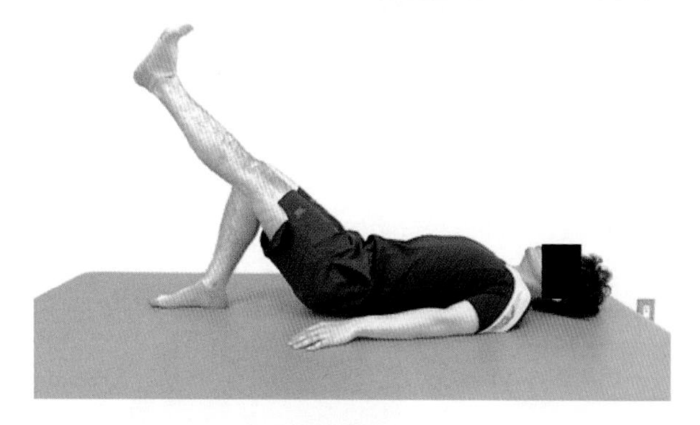

図 2-8　殿筋, 大腿四頭筋に対する筋力増強訓練

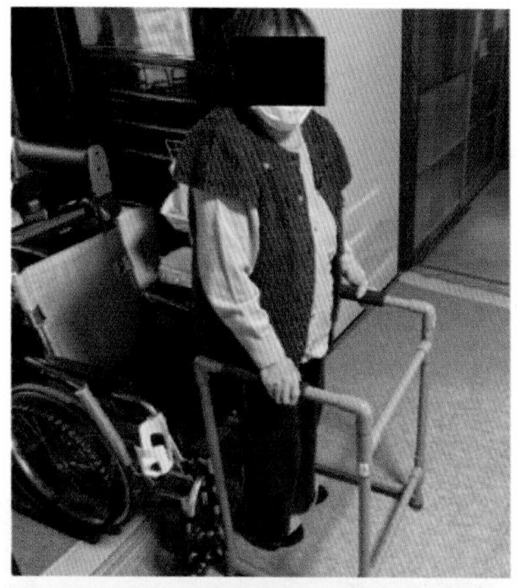

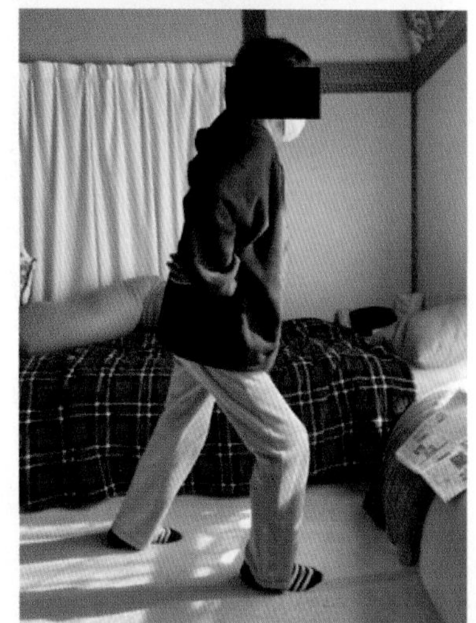

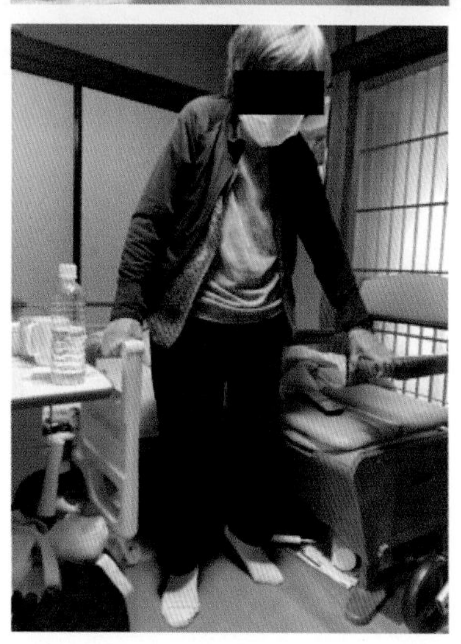

図 2-9　自主訓練（椅子からの立ち上 がり訓練, ステップ訓練, つま先立ち）

在宅での筋力増強訓練

- 使用できる機器には制限があるため，徒手抵抗や対象者の自重を利用した基本動作訓練を中心に実施します。ダンベル，重錘，ゴムチューブを持参することで，居室でも運動負荷量の調整が可能となります。
- 住居にある階段を利用した階段昇降訓練は人的な介助下での基本動作の反復として活用できます（図 2-10）。その際，介助者は安全かつ最小の介助を行い，対象者の最大努力を引き出します。
- 高さを調整した椅子からの起立・着座の反復も効果的な下肢の筋力増強訓練となります（図 2-11）。

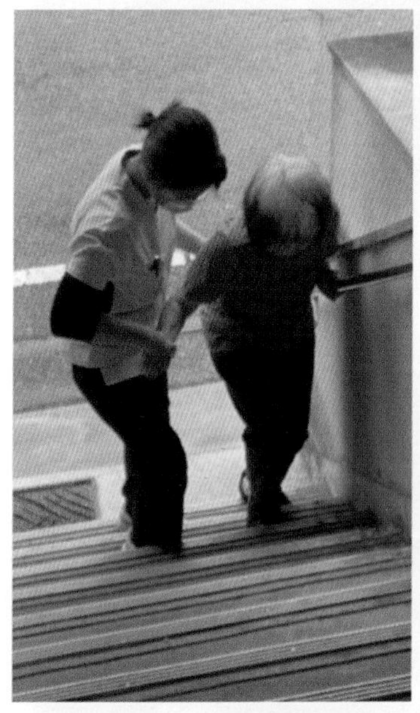

図 2-10　階段昇降訓練

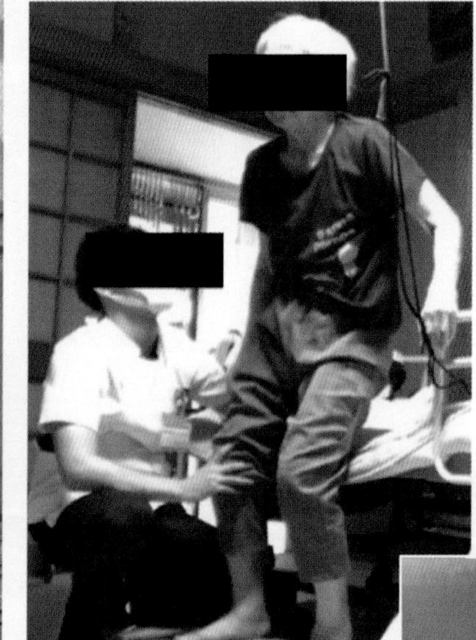

図 2-11　立ち上がり訓練

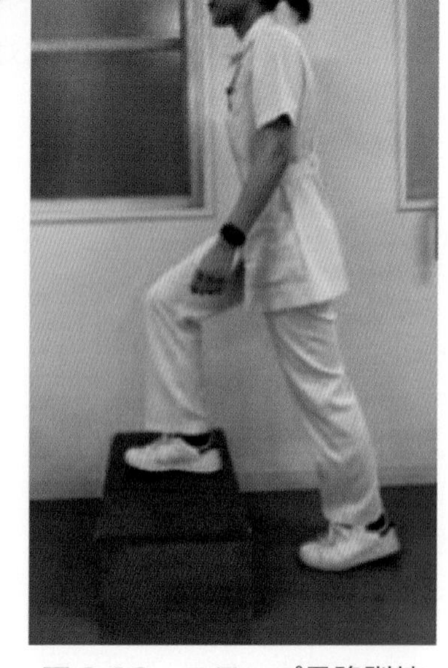

図 2-12　ステップ昇降訓練

- ステップや階段昇降の実施も筋力増強訓練として使用でき，前方への昇降だけでなく，側方昇降や片脚立位保持を行うことは殿筋群の筋力増強に効果的です（図 2-12）。

実施上のリスク管理

- 翌日～翌々日の筋肉痛そのものはリスクではありません。しかし，痛みが長引いている場合は医師の受診が必要です。
- 一般的に筋力増強訓練の高い効果を得るためには，高強度の負荷を筋肉に与えて筋力増強訓練を行うことが有効ですが，高齢者の場合は，若年者に比べると筋組織や軟部組織が損傷しやすく，関節の痛みなどにつながるリスクがあります。
- 等尺性収縮やいきみなどは過度の血圧上昇を生じる場合があるため，血圧管理や運動様式の変更が適宜必要となります。
- 階段昇降訓練，立ち上がり訓練などでは，転倒や疼痛の発生に注意して安全な実施を最優先に行います。
- 立ち上がり訓練など，基本動作訓練を筋力増強訓練の手段とする場合には，対象者が安全に「できる環境」の設定を行います。
- 対象となる関節に疼痛がある場合は，当該関節の動きを伴わない等尺性筋収縮による筋力増強訓練が選択されます。

上肢の筋力増強訓練

- 器具が十分に揃っていない環境で筋力増強訓練を行う場合，ペットボトルや洗濯バサミなどの身近な道具を利用します。
- 立位や歩行，階段昇降，家事，買い物，畑仕事，趣味活動など，生活活動を継続すること自体が上肢筋力の維持・増強に重要です（図 2-13）。
- 脳血管障害，心疾患，高血圧症を呈している対象者では，最大筋力の発揮や等尺性収縮は血圧が増加することがあるため，主治医に許容血圧を確認しておくことや，負荷量の調整が重要です。
- 栄養状態が不良な場合，積極的な筋力増強訓練によって体重減少が進み，逆に筋力が低下するリスクがあるため，食事量や内容，体重の変動などを把握します（詳細については栄養療法の項を参照）。

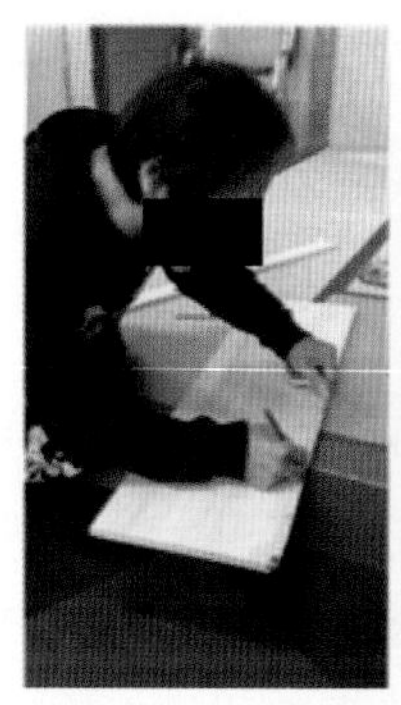
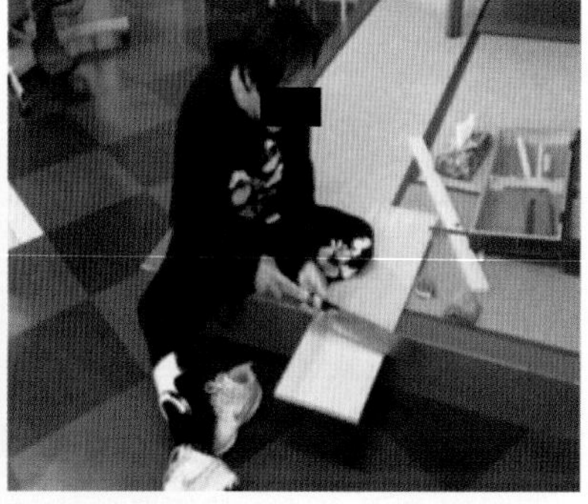

木工作業

趣味活動

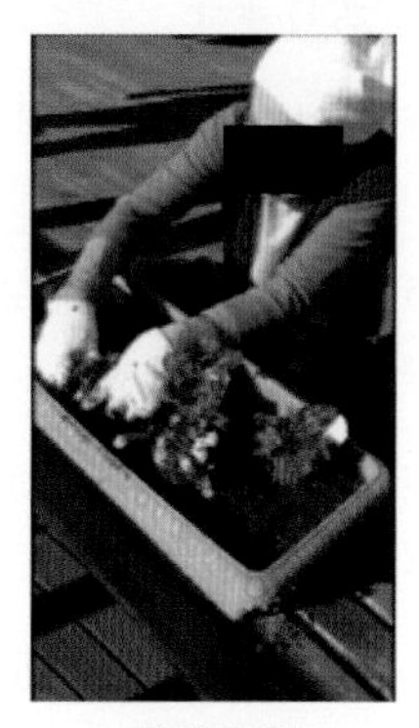

園芸作業

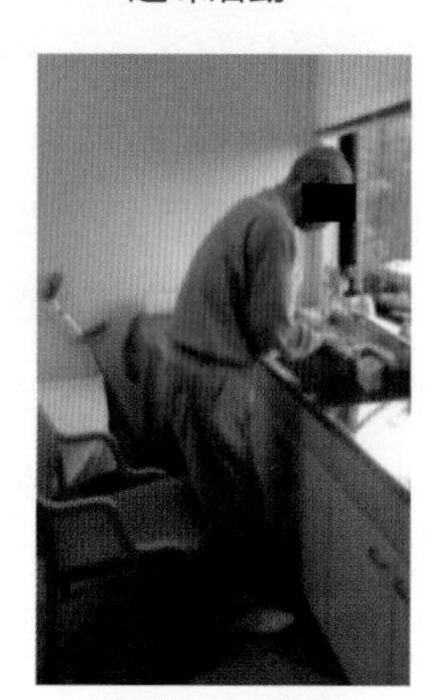

立位での整容

図 2-13　日常生活を通じた上肢の筋力維持・増強訓練

3　持久力訓練

対象

- 持久力訓練とは，全身持久力を向上させるもので，中等度の運動負荷で頻度を多くして行う訓練です。
- 全身持久力は一般的に加齢とともに低下し，生活習慣病・心血管疾患の発症率・死亡率と関連します。また，全身持久力の低い人は高い人よりも２倍程度死亡リスクが高いとされています。介護保険での生活期リハビリテーションにおける持久力訓練には大きな利点があり，ほとんどが対象者となります。
- 持久力訓練では，エルゴメーター，トレッドミル，階段昇降，歩行などの有酸素運動が主体となります。トレッドミルでの歩行訓練や自転車エルゴメーター訓練は，下肢筋力の増強も期待されます。

- エルゴメーターは定量的に継続して負荷をかけることができ，高い安全性があります。特にハンドエルゴメーターは下肢切断者や脊髄完全損傷者においても高負荷で持久力訓練を実施することができます。
- パーキンソン病や無動傾向にある場合は，階段昇降が効果的です。歩けない場合でも驚くほど足が出ます。
- エルゴメーターやトレッドミルでは，ペダル負荷や速度を運動強度の目安として捉えることができます。定期的な全身持久力を評価するとともに運動負荷量を確認することで，全身持久力を維持・向上させることができます。
- 運動強度の決定法には表 2-4 のものがあります。
- その他の測定方法として，踏み台昇降運動（表 2-5)，6 分間歩行テスト（図 2-14）などがあります。
- 持久力訓練を継続した後，同一運動強度での心拍数の低下や自覚的疲労度（ボルグ指数)，安静時心拍数の低下によって持久力が向上したことを評価できます。

表 2-4　運動強度決定の指標

予備心拍数（HRR; heart rate reserve）による方法（% HRR) 予備心拍数 = 最大心拍数（220 −年齢） − 安静時心拍数（カルボーネン法（Karvonen Formula)) 目標心拍数＝予備心拍数 × 目標運動強度 ＋ 安静時心拍数
自覚的運動強度（rate of perceived exertion; RPE) ボルグ指数を用い，ボルグ指数 13 が嫌気性代謝閾値（anaerobic threshold; AT）の運動負荷強度に相当するため，ボルグ指数 11 ～ 13 での運動が効果的です。
METs（メッツ) 運動強度の単位で，安静座位時のエネルギー消費量を 1 とした時と比較して，何倍のエネルギーを消費するかで強度を示したものです。運動によるエネルギー消費量は以下のように計算します。エネルギー消費量（kcal） = 1.05 × メッツ × 時間 × 体重（kg) ＜改定版『身体活動のメッツ（METs）表』 国立健康・栄養研究所＞ • 自転車エルゴメーター（30-50 ワット）: 3.5 METs • ハンドエルゴメーター : 2.8 METs • 歩行（家の中）: 2.0 METs • 歩行（散歩）: 3.5 METs • 階段を下りる : 3.5 METs • 階段を上る（ゆっくり）: 4.0 METs
簡易心拍処方 安静時心拍数 + 30 回/分（β遮断薬投与者では 20 回/分）の強度とします。最大 120 回/分を許容範囲とし，心房細動患者，ペースメーカー植込み患者には適応しません。
トークテスト 快適に会話をしながら行える運動強度とします。運動中は頻回に問診を行い強度の確認を行います。認知症などのコミュニケーションに問題がある場合には適用しません。

表 2-5 踏み台昇降運動による全身持久力評価

- 踏み台の高さ：男性 40 cm，女性 35 cm
- 1 分間に 30 回（2 秒に 1 回）のペースで昇降を繰り返します。「1, 2, 3」と号令をかけたり，メトロノ ームを用います。
- 踏み台昇降の手順
  1. 立位姿勢から，片足（左右どちらでも可）を台に上げます。
  2. もう一方の足を台に上げ，台の上に両足立位姿勢になります。
  3. 最初に台に上げた足から降ろし，もう一方の足を戻して最初の姿勢に戻ります。
  4. 1-3 を 2 秒に 1 回のペースで実施します。
- 昇降運動を 3 分間行い, 心拍数を測定します。①運動終了後 1 分～1 分 30 秒, ② 2 分～2 分 30 秒, ③ 3 分～3 分 30 秒ごとに，座位安静状態での心拍数を測定します。
- 評価得点：180（秒）/ ① - ③の心拍数総和 × 2）× 100

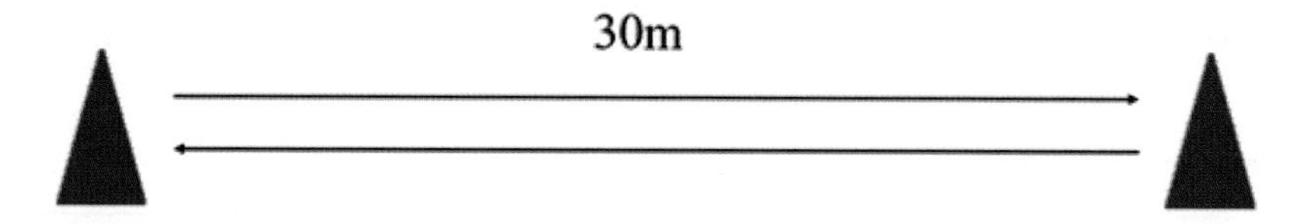

- 30 m の平坦な直線をできるだけ速く歩いて往復し，6 分間の歩行距離を測定します。
- 適切な声掛けによって，一定負荷となるよう心掛けます。
  - ➢ 声掛けの例

    1 分後　：「うまく歩けています。残り時間はあと 5 分です」
    2 分後　：「その調子を維持してください。残り時間はあと 4 分です」
    3 分後　：「うまく歩けています。半分が終了しました」
    4 分後　：「その調子を維持してください。残り時間はもうあと 2 分です」
    5 分後　：「うまく歩けています。残り時間はもうあと 1 分です」
    残 15 秒 ：「もうすぐ止まってくださいと言います。
    　　　　　私がそう言ったらすぐに立ち止まってください」
    6 分後　：「止まってください」
- 歩行前後でボルグ指数を用いて疲労度を評価します。
- 休憩が必要なときは壁にもたれ掛かって休んでもらいます。
- 中断したときは，その理由，時間，距離を記録します。

図 2-14 6 分間歩行テスト

- 訓練時間は，週 180 分（30 分 × 6 日間あるいは 60 分 × 3 日間）を目標に実施し，必要に応じて増減します。
- 臥床期間の長い対象者には抗重力姿勢への姿勢変換・姿勢維持も持久力訓練として有効です。

通所での持久力訓練

- トレッドミル，自転車エルゴメーター，ハンドエルゴメーター（アームクランク）などを利用します（図 2-15）。

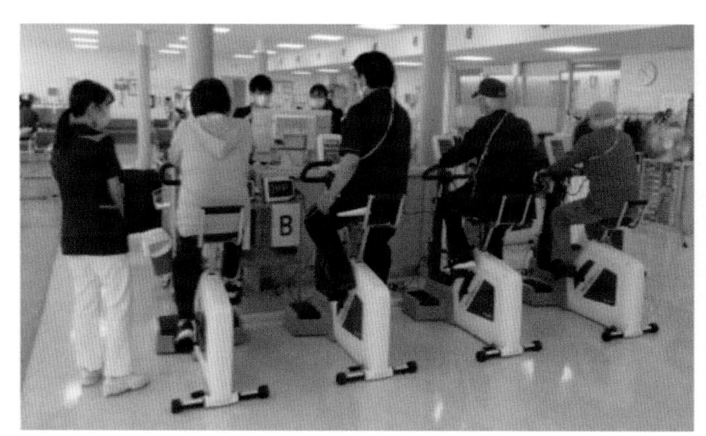

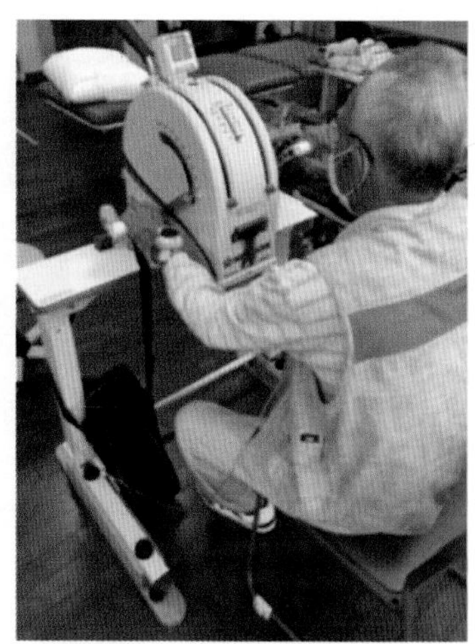

図 2-15　自転車エルゴメーター，ハンドエルゴメーターを使用した持久力訓練

- 心拍数監視装置などで運動中の心拍数をモニターしながら実施します。
- 持久力訓練として歩行を行う場合，1 日 2,000 歩で寝たきりが予防できると考えられているため，歩数を運動負荷の指標とします。通所での訓練実施時間には限りがあるため，個別リハビリテーションに加えて自主訓練を指導し歩行時間を延長することも効果的です。
- 持久力訓練だけでなく筋力増強訓練やバランス訓練などの他の訓練を組み合わせることが推奨されます。通所においては，持久力訓練と複数の筋力増強訓練を加えたサーキット訓練が行われることもありますが，最小限の助言の下での自転車エルゴメーターだけでも活動量を向上させることができます。

在宅での持久力訓練

- 持ち運びができるエルゴメーターを使用することで，通所と同様の上肢・下肢の持久力訓練を行うことができます（図 2-16）。実施には機器使用の制限があるため，日常生活での活動を促すことに力点を置き，全身運動の継続を計画します。
- 対象者が歩行可能であれば，歩行訓練を積極的に実施します。屋外歩行や買い物を利用することで，ADL 訓練を兼ねることもできます（図 2-17）。
- 対象者が歩行困難であれば，起立着座も持久力訓練として活用できます。この場合，座面を高く設定して，運動を数分間継続できる環境の設定を行います。
- ふらつく場合は大腿から足まで，少し強めに包帯を巻くと効果が出る場合があります。

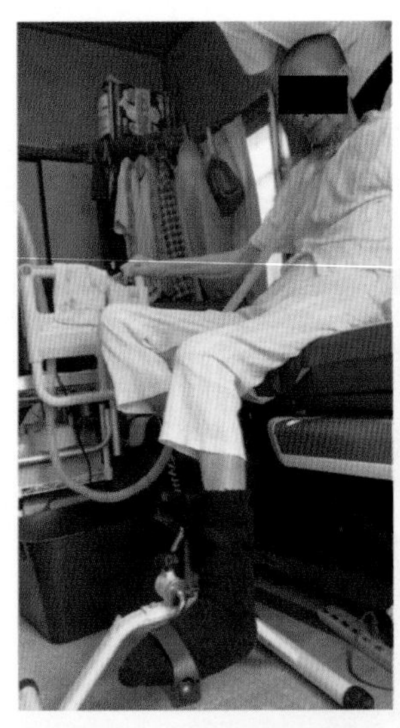
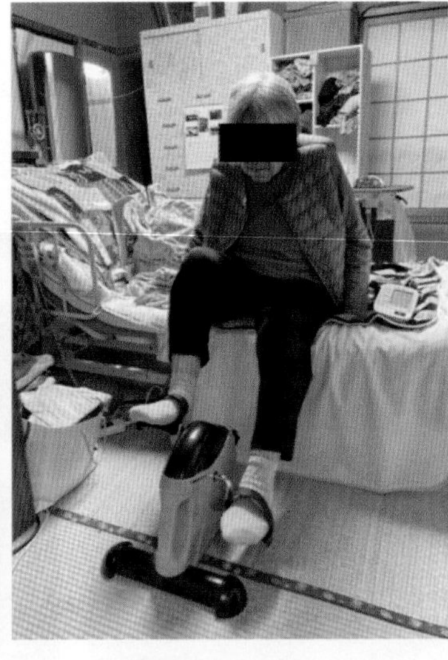

図 2-16　簡易エルゴメーターを使用した在宅での持久力訓練

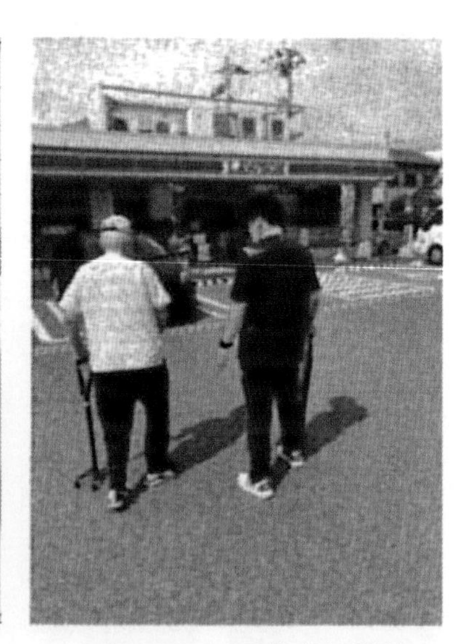

図 2-17　屋外歩行訓練

- 歩行させようとしても足を出しにくい場合には階段昇降が有用な時があります。

実施上のリスク管理

- 目標運動強度は予備心拍数の 50%程度から始め対象者の様子を見ながら負荷量を増減します。
- 高齢者では重症弁膜症など運動禁忌となる疾患を併存することがあるため，既往歴，治療歴に注意します。
- 呼吸器疾患のある方に，呼吸だけを増やすよう指導しないでください。運動による自然な呼吸数の増加が効果的です。

4　協調性訓練・バランス訓練

- 協調性運動障害とは，運動失調の一つです。随意運動に関わる器官の障害で，四肢体幹の円滑で効率的な運動が困難になります。
- 協調性訓練・バランス訓練では，基本動作遂行能力の向上をめざし，反復して身体のいろいろな部位に配慮しながら訓練を行います。
- バランス訓練は，重力に対して身体を支持して転倒を防ぐ訓練です。
- バランスには静的バランスと動的バランスの二つの要素があり，静的バランス能力は動かない支持基底面内で姿勢を保持するために必要な能力です。動的バランス能力は支持基底面が移動する状態で姿勢を保持するために必要な能力です。

- 動的バランス能力は高齢者では低下が顕著なのでこれに対する積極的な訓練を行います。
- 開眼片脚立位保持時間は片足で立った際のバランス能力の程度を反映します。保持が5秒未満の場合，3年以内の外傷性転倒リスクが増大します。片脚立位保持時間の評価では転倒リスクをともなうため上肢支持ができる環境で行います（図2-18）。
- タンデム肢位（図2-19）はバランス能力の評価法の一つです。一側の踵と対側母趾を接触させた状態（タンデム肢位）が10秒以上保持できないと，歩行速度は低下します。

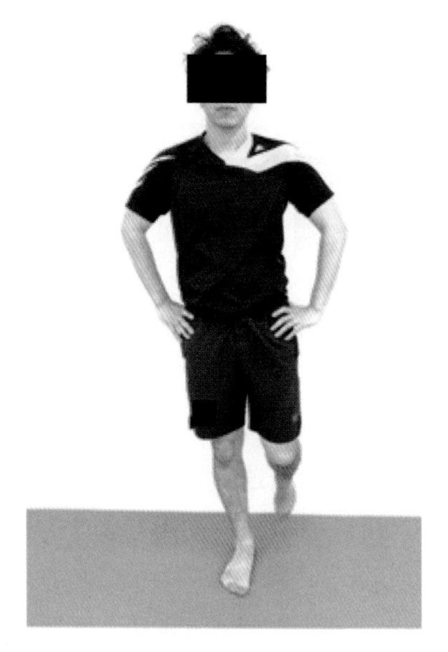

- 重心を支持足に乗せておき，上げる足をゆっくりあげます。
- 対象者のタイミングでスタートして，足が床から離れたときから計測します。
- 次のいずれかの状態が発生するまでの時間を測定します。

1. 支持足が右か左かを記録する支持足の位置がずれたときは直ちに終了します。
2. 上げる足は前後方どちらでもよいです。ただし上げた足を支持足につけないようにします。

図2-18　片脚立位保持

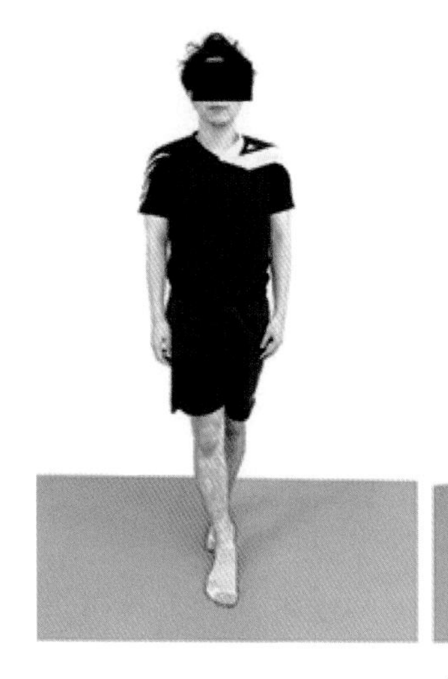
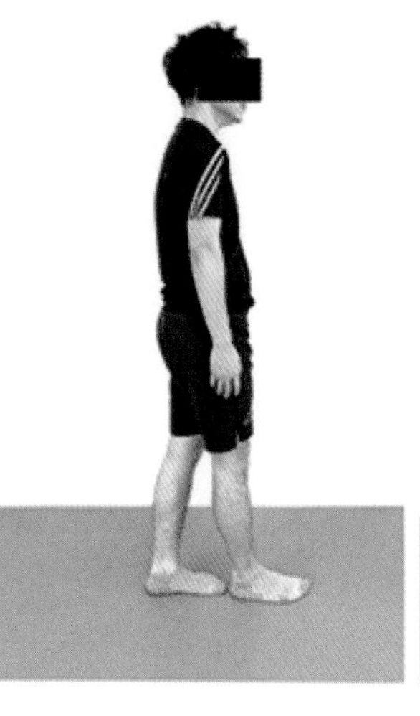
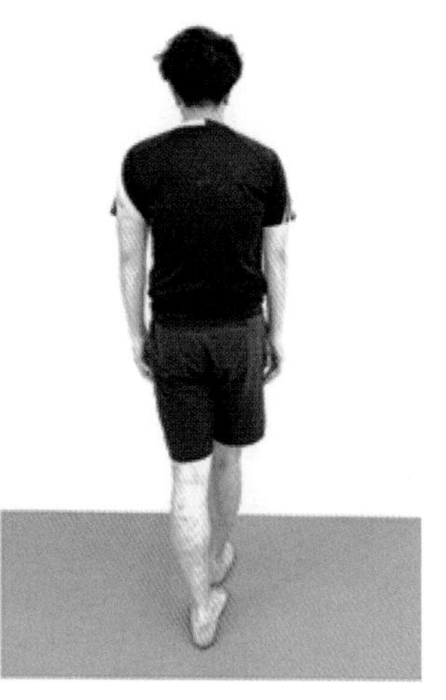

図2-19　タンデム肢位

- ファンクショナルリーチ（Functional Reach）テストは，簡便にバランス能力を評価できる方法です（図2-20）。立位で一側上肢を床と平行にした状態から，できる限り前方に手を伸ばした距離を指標とします。ただし，脊椎の変形や，体幹・股関節の可動域制限がある場合に，体幹を回旋させるなどの代償動作が生じやすい検査です。

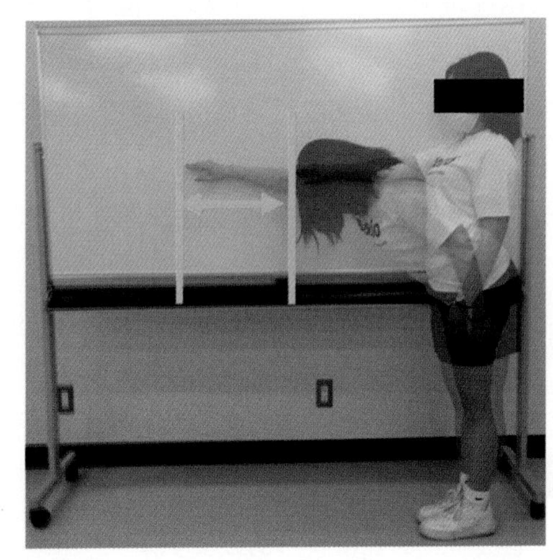

図2-20　ファンクショナルリーチテスト

訓練方法

- 運動失調に関しては，弾性包帯や弾性緊縛帯，重錘を使用した運動療法，治療体操を行います。上肢は200～400グラム，下肢は300～600グラムを使用します。弾性包帯は腹部，四肢近位部（上腕部，大腿部）に使用します。
- 重錘および弾性包帯の使用により基本動作能力が安定することがあります。その場合は使用した状態での運動療法を継続します。ただし，過度の関節固定や重量により運動遂行が困難となる場合もあることに注意します。
- タンデム肢位は，両足を前後に配置して一方の爪先と他方の踵を接触させた姿勢であり，重心が偏りやすいため，バランス訓練に活用できます。タンデム肢位を用いたバランス訓練は，足部位置を変化することで難易度が調整できます。
- バランスボードなどの柔らかい素材を用いた訓練もあります（図2-21）。
- 膝立ち位，四つ這いは下肢体幹の筋力低下により静止立位姿勢保持が困難である場合のバランス訓練で使用されます（図2-22）。

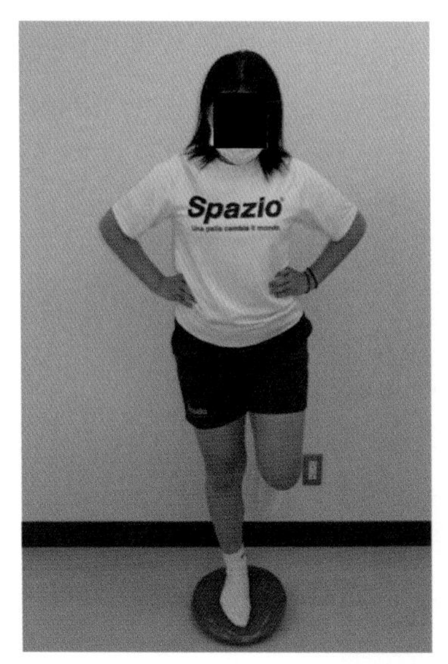

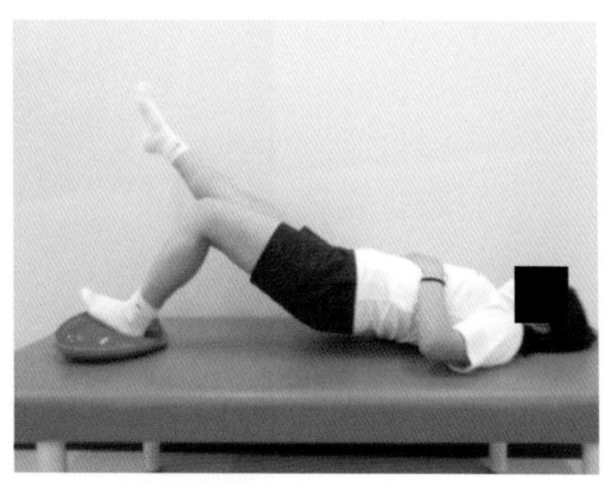

図 2-21 バランスボード上でのバランス訓練

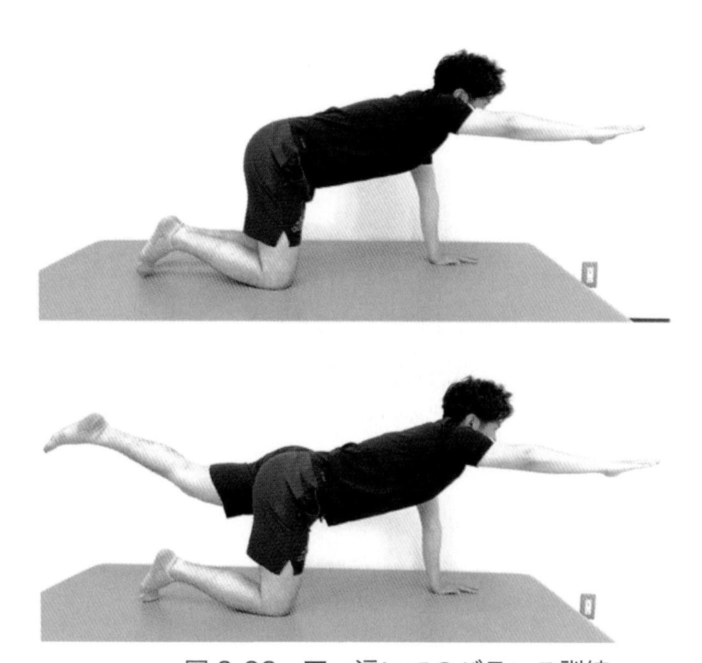

図 2-22 四つ這いでのバランス訓練

通所での協調性・バランス訓練

- クッションやバランスボードなど物品を使用した座位・立位保持訓練を実施します。
- 治療用ベッドを使用し，四つ這い保持訓練，四つ這いからの上下肢挙上訓練が実施できます。その場合，バランス訓練だけでなく体幹筋力増強訓練としても活用できます。

在宅での協調性・バランス訓練

- 使用できる機器には制限があり，機器を使用しない訓練が主になります（図 2-23）。

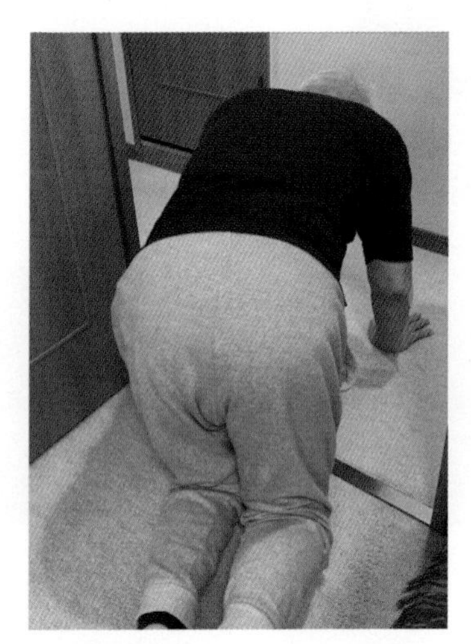

図 2-23　在宅での協調性・バランス訓練（四つ這い訓練）

- ベッドや椅子座位で，上下肢を挙上することで，座位姿勢における動的バランス訓練が実施できます。その際，殿部接地面にクッションなどをおき，支持基底面が不安定な状態にすることで負荷が増大できます。
- 安定した座面で背もたれのない座位で両足底を床に付けて両上肢を前方あるいは側方から挙上します。次に，上肢をできる限りに前方あるいは側方に伸ばします（前述のファンクショナルリーチテストと同様）。
- 対象者が起立可能であれば，立位での実施を試みます。その際，一側上肢でテーブルや壁などの安定したものにつかまり安全を確保します。
- ベッド柵や手すりを把持した片脚立位保持訓練も実施可能です。片脚挙上，足踏みから開始し，下肢挙上姿勢の保持，上肢支持量の減少と段階的な負荷漸増を行います。
- 階段を使用した段差昇降は，バランス訓練だけでなく筋力増強訓練や持久力訓練としても活用できます。
- 足踏み，ステップ訓練は機器を使用せずに実施できる効果的なバランス訓練です。ベッド柵や手すりを把持して前方または側方へ素早くステップすることが推奨されます。

実施上のリスク管理

- 適切な評価を実施し対象者のバランス能力に基づいた訓練を選択する必要があります。特に過度のバランス能力が求められる訓練は，転倒リスクが増すので注意が必要です。

上肢の協調性訓練

- 臨床でできる簡便な評価方法として，測定障害では鼻指鼻試験，反復拮抗運動障害では膝打ち試験があります（図 2-24）。

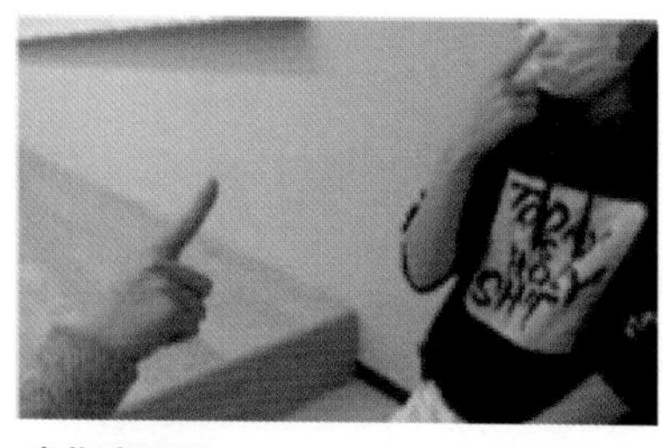
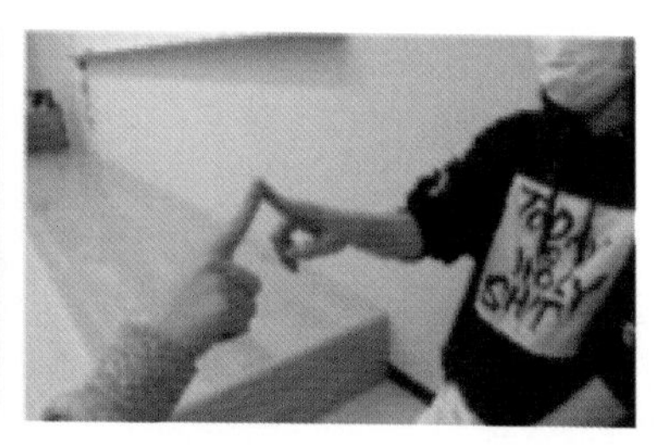

鼻指鼻試験

1. 対象者に検者の指を触るよう指示します
2. 次に，対象者の鼻を触るように指示します
3. 1・2 を繰り返し測定障害の有無と程度を 観察します

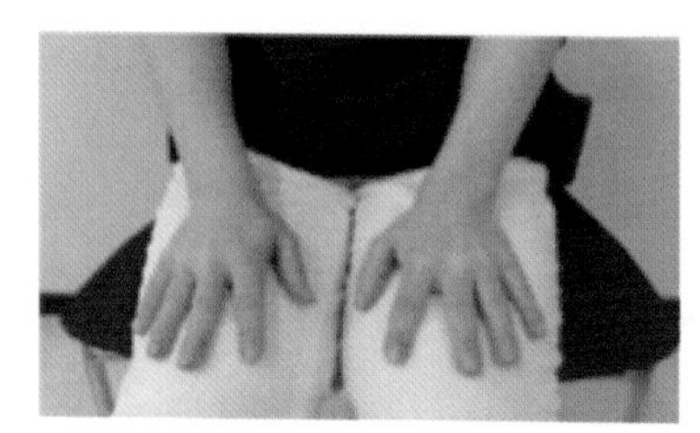
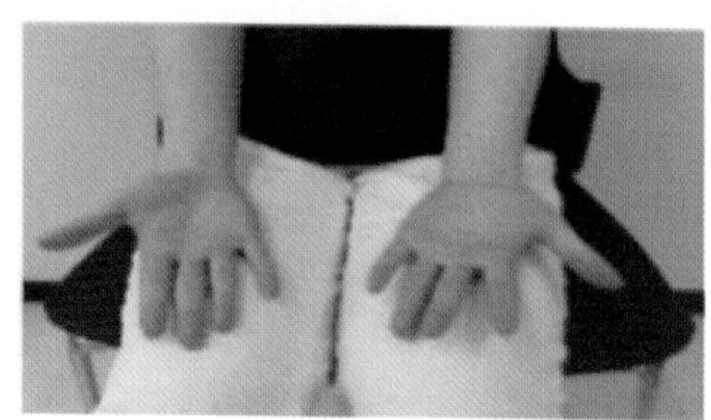

膝打ち試験

1. 両手の掌と甲を交互に膝に打つように指示します
2. 徐々に早く打つように指示します
3. 左右差や速度，リズム，拙劣さを観察します

図 2-24　**運動失調の評価方法**

- 協調性訓練では，重錘を付けての書字，ゴムバンド引き，粘土の固さを比べるといった方法を通して筋の動かし方を習得していく方法が有効です（図 2-25）。
- 短期集中の訓練（1 日 1 ～ 2 時間，週 3 ～ 7 回，4 週間）が効果的とされていますが，その効果を持続させるためには週 2 時間以上の自主訓練が必要です。
- 運動失調により座位・立位バランスが不良な場合，ひじ掛け付き椅子を使用することや転倒予防のため近位で介助するなどの配慮が必要となります。

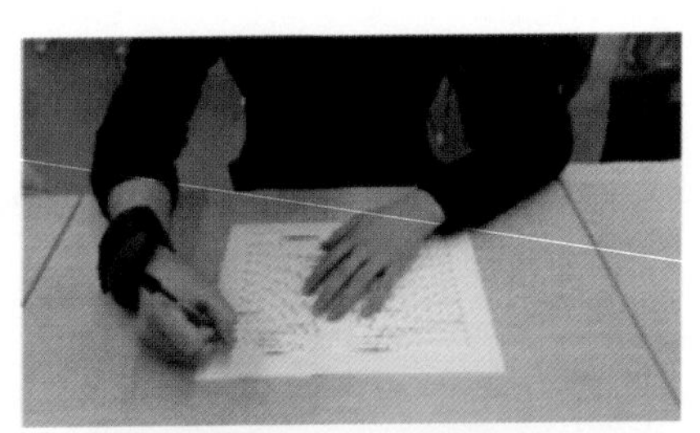

重錘をつけての書字

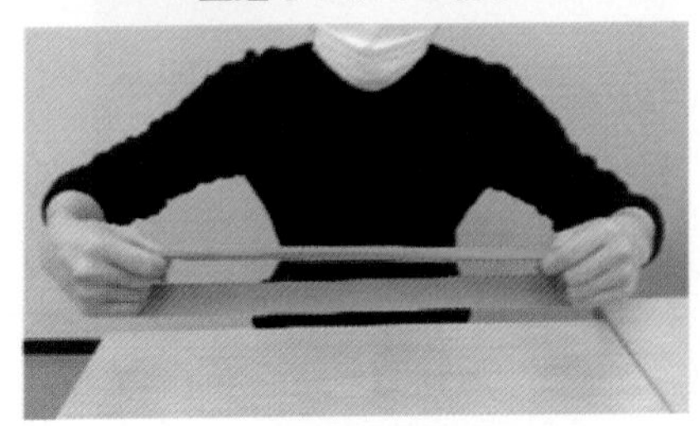

ゴムバンドを引き延ばします

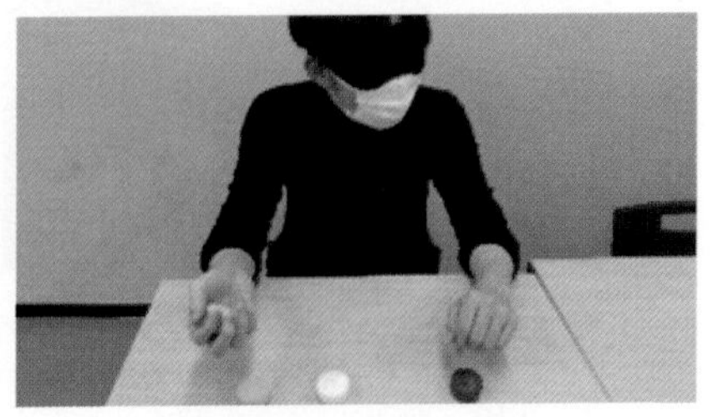

粘土の固さを比べます

図 2-25　**協調性訓練の内容**
学習効果が表れるまでに時間がかかることに留意します

5　座位・立位訓練

- 座位・立位訓練とは，重力に抗して座位・立位をとらせる訓練です（表 2-6)。
- 座位姿勢は，食事，書字，コンピュータ操作などに必要な姿勢であるとともに，意識を賦活させ，換気量や消化管機能の改善にも寄与するため，自立した座位保持が困難な場合でも有用な訓練です。
- 座位保持が困難な場合では，介助や補助具の使用を行い，座位訓練中だけでなく休憩時や日常生活においても安定した座位姿勢がとれるようにすることがポイントです。
- 立位訓練においては意識の賦活化を行うことが重要です。また長軸方向への重力負荷が得られるため骨強度維持を図ることもできます。
- 座位･立位訓練は日常生活での姿勢保持だけでなく，意識レベルの改善にも役立ちます。

表 2-6　**座位・立位保持訓練の効果**

- 安静臥床による循環血液量の低下防止と起立性低血圧の予防
- 安静臥床による圧受容器反射の低下を原因とする起立性低血圧の予防・改善
- 換気量・換気効率の改善による排痰促進，呼吸器合併症の予防・改善
- 長軸方向への重力負荷による骨強度維持
- 意識レベルの改善（覚醒）

訓練方法

<ベッド，車いすでの座位保持訓練>

- 足部が垂れ下がったままでは下肢が安定せず筋が働かないため，必ず両足底を接地させます。
- 車いすのフットレストは床から 50 mm 以上に設定されているため，フットレストを使用すると膝の位置が高くなり骨盤が後傾し後方重心となります。車いすを停めて食事や作業を行う際は，必ずフットレストから足を床に降ろします。
- 足底が接地できない場合は足台を用います。
- テーブルを使用することで支持面が増え，足部の前方に荷重が加わります。
- 片麻痺患者の座位保持訓練では，麻痺側から介助し，麻痺側の介助者の下肢は床に接地して麻痺側下肢の外旋を止めます。さらに反対側の介助者の下肢はベッド上で膝を立てて，骨盤の後傾を止めて，脊柱を伸展させるように上肢でサポートします（図 2-26）。
- 視野の一部が認識できない半側空間無視や感覚障害などにより不安定な麻痺側を支えることで，対象者の不安感が軽減し機能の改善・向上が期待できます。

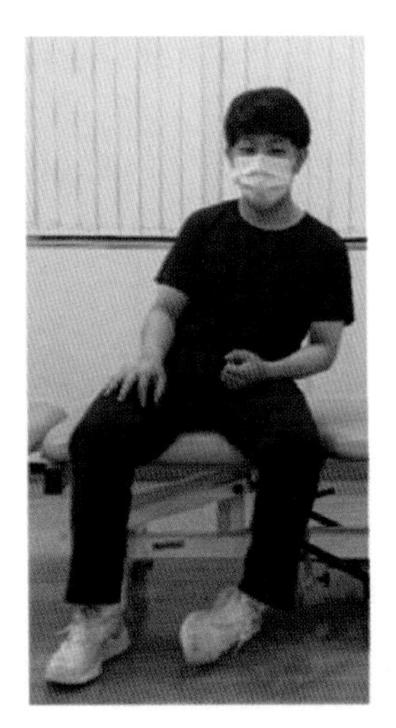
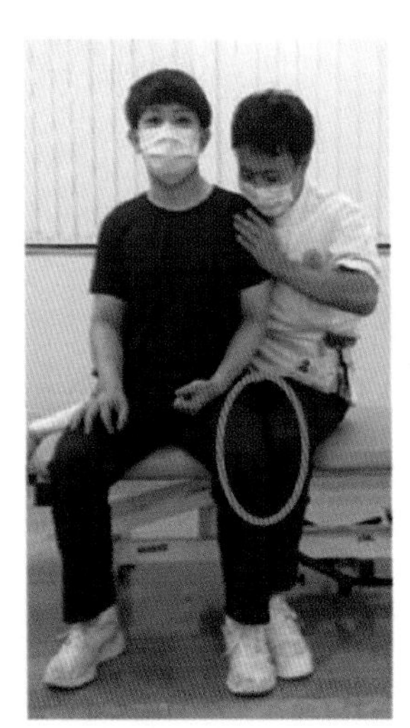
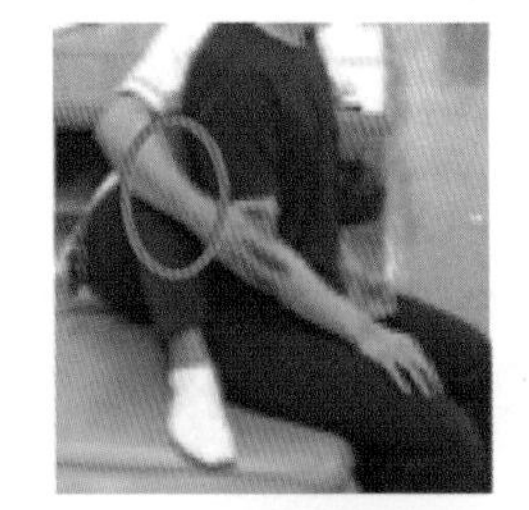
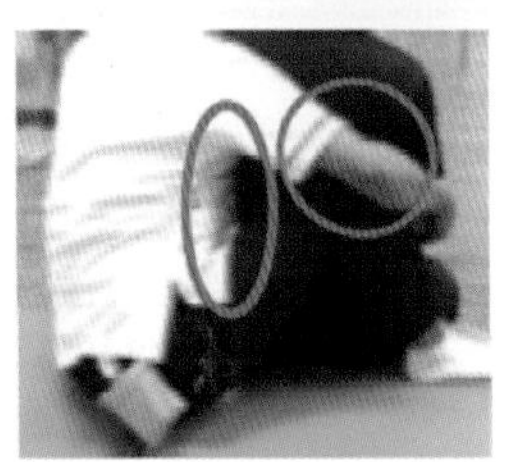

図 2-26　片麻痺患者に対する座位保持訓練

<立位訓練>

- 上肢を使って手すり，壁，テーブルを支えにすると安定が得られます。自力での立位保持が困難な場合は，介助で立位姿勢を保持した立位訓練を行います（図 2-27）。

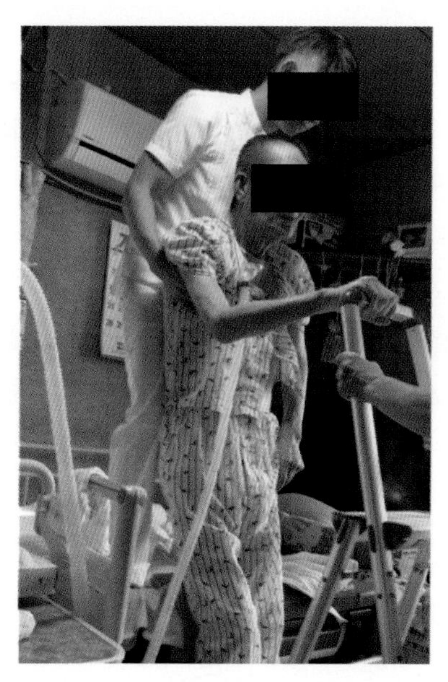

図 2-27 手すりを利用した立位訓練

6 基本動作訓練

対象

- 基本動作訓練は，起居動作（寝返り，起き上がり，椅子・床からの立ち上がり・座るなど）や移乗動作（姿勢を変えずにベンチの上で横に移動する時や，ベッドから椅子への移動の時）のような移動に関係した訓練です。
- 寝返りや起き上がり，立ち上がりなどの姿勢と姿勢をつなぐ基本動作はどの対象者にとっても重要です。
- 介助者の介助量の軽減を図ることもできます。また，関節可動域や筋力，持久力，協調運動の維持・改善が期待できます。
- 家屋状況や，生活スタイルによって訓練内容を適切に変えることも必要です。

訓練方法

＜背臥位からの寝返り（図 2-28）**＞**

- 頭部，肩甲帯，体幹，骨盤帯の順で側臥位までの連続した動作の訓練を行います。
- 四肢・体幹機能に左右差があれば，より機能の高い方（健側）に寝返るように訓練します。
- 自力での寝返りが困難な場合には，必要な介助を行います。物的な介助では，寝返る方向と逆の肩甲帯を枕やクッションなどで支持しておきます。枕やクッションの位置，高さを変えることで難易度を調節できます。

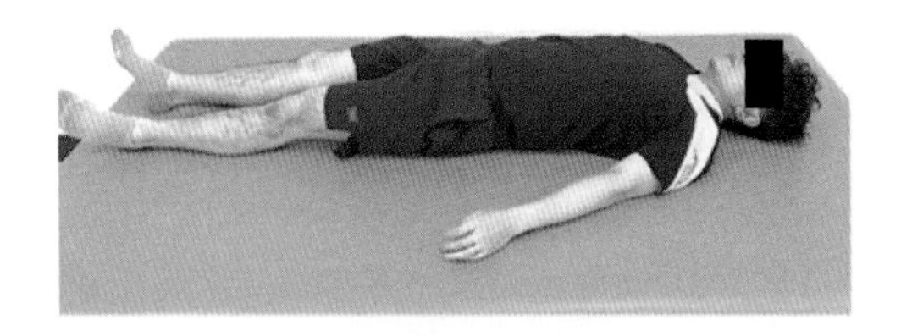

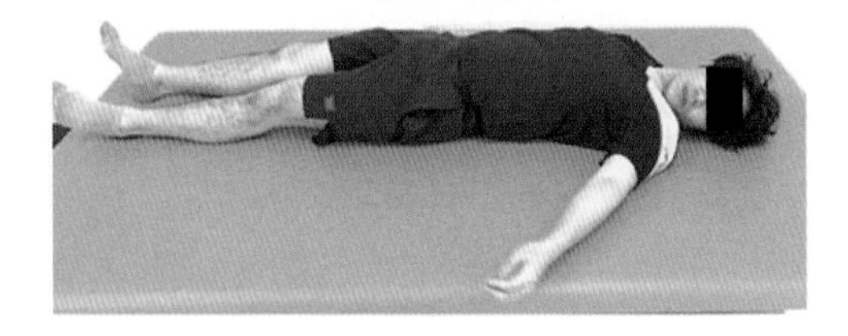

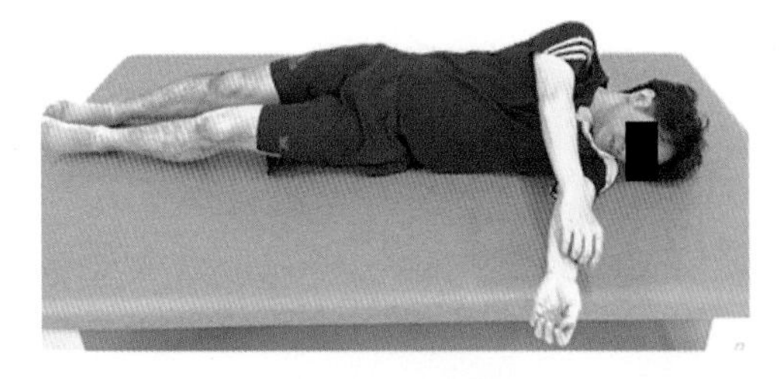

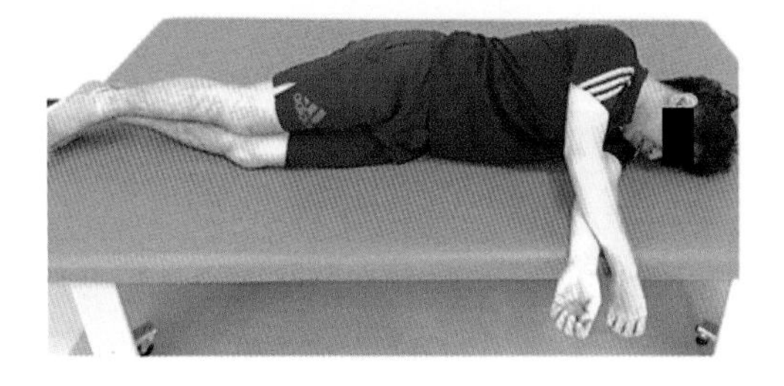

- 機能が高い方（健側）へ寝返りを行います。患側の上下肢を健側方向へ回旋させます。
- 患側の上下肢を挙上できない場合は，健側で補助をします。
- 完全な寝返りが困難な場合は，頭を上げたり，膝を立てることで回旋しやすくなります。

図 2-28　背臥位からの寝返り

＜起き上がり（図2-29）**＞**

- 側臥位で頭部をあげ，健側の肘，前腕，手部の順に体重を移動させて長座位または端座位に移行します。
- 介助が必要な場合は，口頭指示を与えながら頭部への介助，肩甲帯への介助，上肢への介助を適宜行い，端座位への起き上がりでは必要であれば下肢への介助を行います。

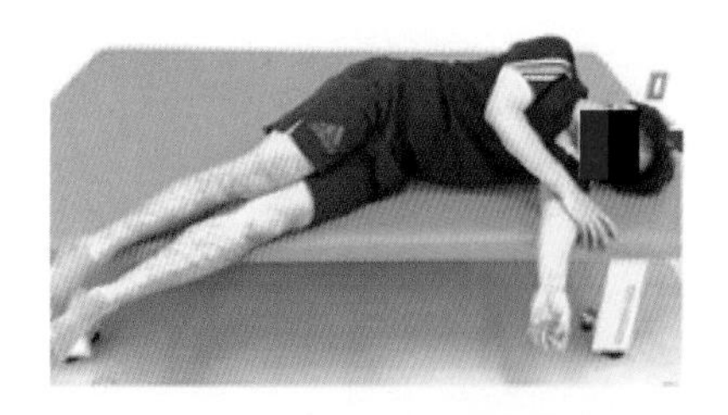

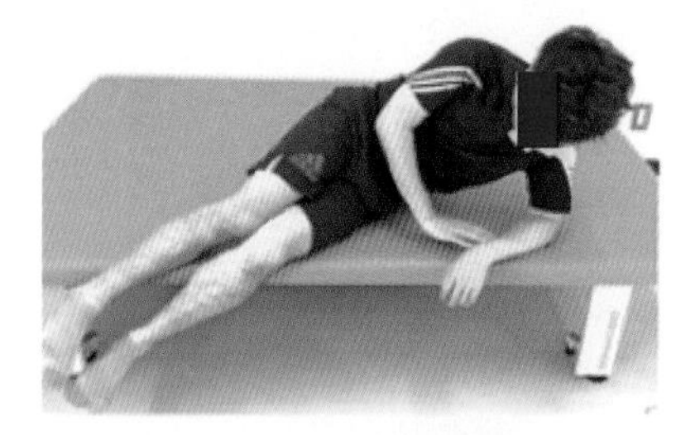

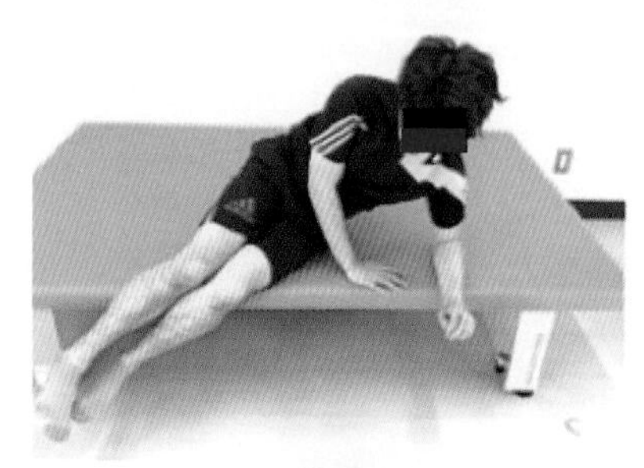

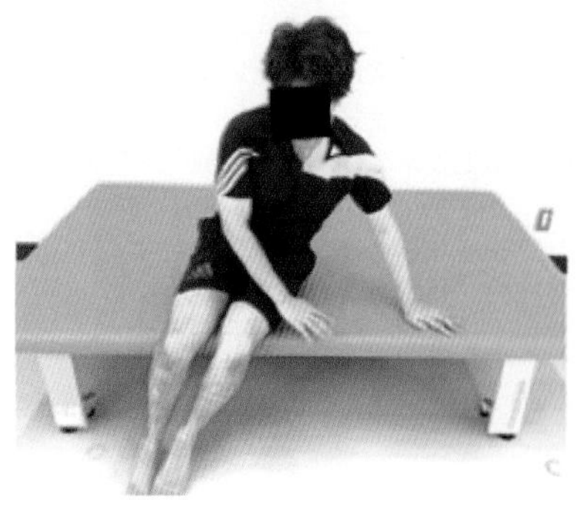

- 端座位への起き上がりは，下肢をベッドから降ろすと上半身が持ち上がりやすくなります。（頭の重みで重心を移動させるイメージ）
- 手すりを強く引くと重心が後方に残り，上半身が持ち上がりにくくなることがあります。重心を前方に移動させるような上肢の支持位置や反復訓練が必要となります。

図2-29　起き上がり

＜端座位からの立ち上がり（図 2-30）**＞**

- 肩幅程度に開いた足部を手前に引き，頭部，体幹を前屈させて足底に体重による圧を感じさせながら行います。「お辞儀をしながら」立ち上がるイメージで訓練します。
- 介助が必要な場合は，対象者の前に立って両腋窩を支持します。
- 頭部，体幹を前傾させ，下肢への体重移動を誘導して，口頭指示（「お辞儀をしながら」，など）をしながら介助を行います。
- 立ち上がりの際の物的介助としては，手すりの設置や座面の高さの調整を行います。

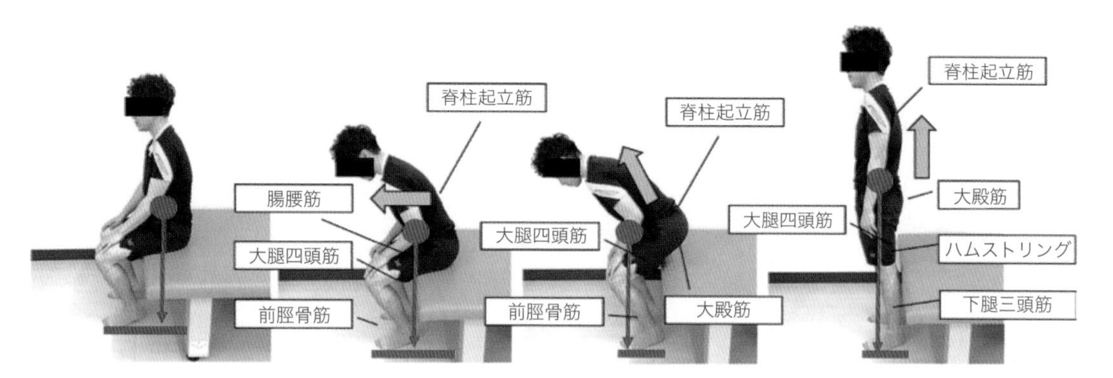

- 立ち上がり前には膝関節を屈曲して，足部を膝関節より後方に引きます。その後体幹を屈曲させて重心を前方に移動させ，同時に股関節と膝関節は屈曲し，足関節は背屈します。大殿筋，大腿四頭筋，下腿三頭筋の協調的な収縮により殿部が床面から離れ，さらに拮抗筋の活動により下肢関節の剛性を高めて重心を上方に移動させます。

図 2-30　端座位からの立ち上がり

＜車いす移乗（図 2-31）**＞**

- 対象者の四肢・体幹機能に左右差があれば，より機能の高い方（健側）を移動方向とします。

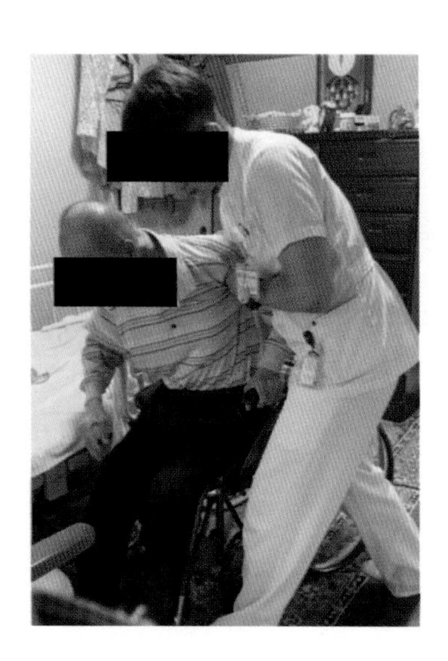

- 対象者は遠い方のアームレストを把持する。
- 健側下肢を中心にして方向転換をしてお辞儀の姿勢で車いすに移乗する。

図 2-31　車いす移乗

- 車いすへの移乗の場合，対象者は遠い方のアームレストを把持して，端座位からの立ち上がりと同様の手順で立ち上がり，健側下肢を中心に方向転換して頭部・体幹を前傾させながら（お辞儀をしながら）車いすに移乗します。

通所での基本動作訓練

- 自宅と異なる環境で基本動作訓練を行うことで自宅での基本動作遂行につながります。通所において実施できる基本動作が，自宅環境で必ずしも遂行できないこともあるため，自宅での基本動作に関する情報を収集することが必要です。

在宅での基本動作訓練

- 日常生活で実際に行っている動作を評価し，安全に動作が遂行できることを確認することが必要となります。
- 基本動作が遂行できない場合はその問題点を見出して，関節可動域訓練や筋力増強訓練を行います。自宅環境はさまざまであるため，介護保険制度などを利用して手すりや支持物を導入することも検討します。
- 対象者の生活環境に応じて，床への着座，床からの起立動作を実施します。その際は対象者の機能障害に応じた介助量や上肢把持物設置などの調整を行う必要があります(図2-32)。

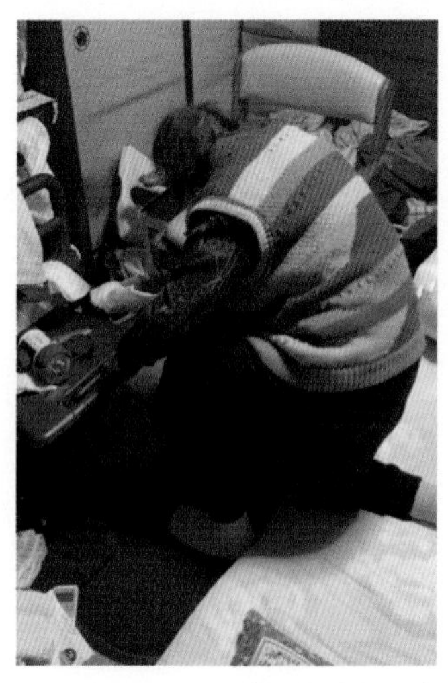
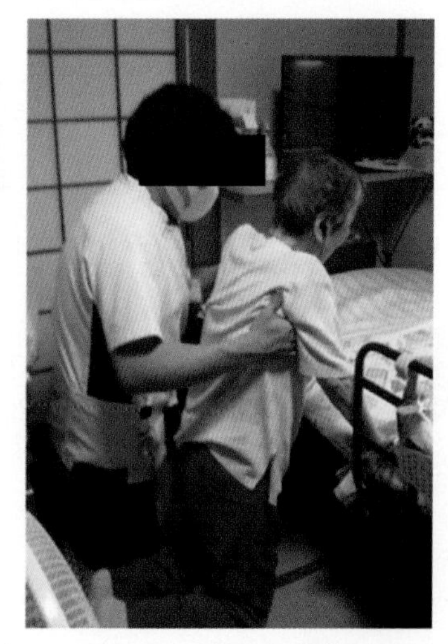

図2-32　在宅での床からの起立動作

- 自宅環境によっては適切な位置に手すりなどの上肢支持物が設置できない場合があります。必要な環境を活用して，反復して動作訓練を実施します（図2-33)。
- すでに設置された手すりなどが基本動作に有効活用されてない場合には，それらを活用するための動作方法や上肢支持位置の指導が必要となります（図2-34)。

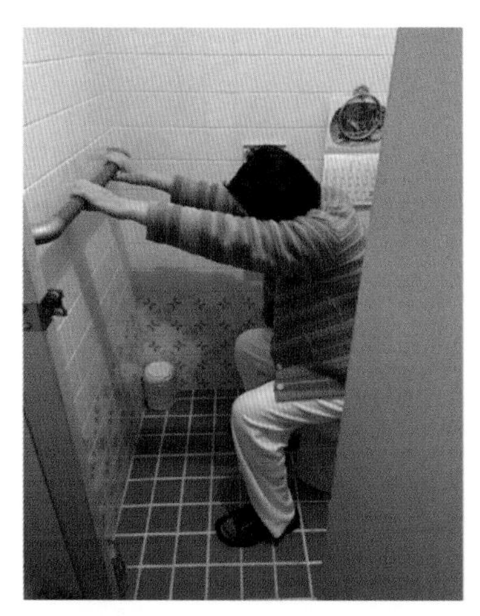

図 2-33　居宅内に設置した手すりを使用した立ち上がり訓練

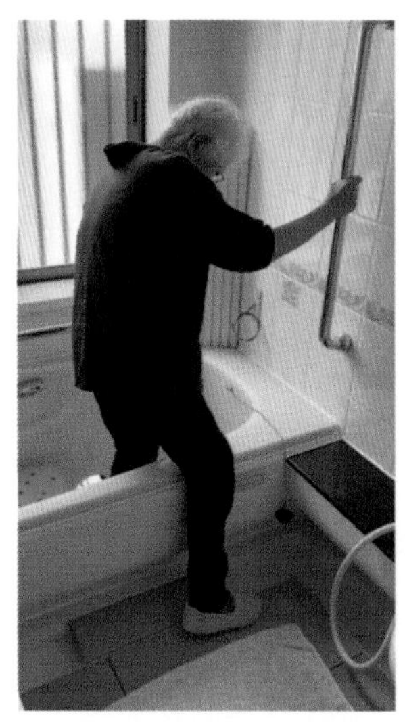

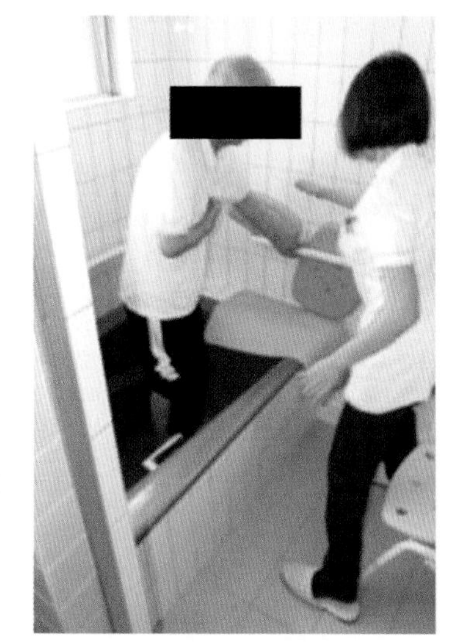

図 2-34　居宅内での入浴動作訓練，指導

7 起立・歩行訓練

- 歩行能力の低下した対象者に対して，安全性・実用性・持久性を考慮した上で行います。起立や歩行が困難であっても，訓練は全身機能を刺激する手段となります。
- 歩行訓練は意識障害の賦活にも役立ちます。また，持久力訓練として持久力（心肺機能）向上にも有効な手段です。
- 歩行訓練は，目標に応じて歩行距離を調節します。また，さまざまな接地面（床面，土面など）での歩行や障害物を避けての歩行など応用的な歩行も含まれます。

- 実用的な歩行が目指せなくても，骨粗鬆症の予防や筋力増強に有効であり，全身の機能（関節可動域，筋力，持久力，協調性・バランス機能など）の維持・改善を目的に行われる場合もあります。
- 起立・歩行訓練により，介助量の軽減が図れます。また，介助を必要としても歩行が可能になれば実用的な移動手段を得ることになります。
- 起立・歩行訓練では補装具の活用を考慮しながらできるだけ早く開始することが重要です。
- 移動能力の評価には，歩行速度（図 2-35），タイムアップアンドゴーテストがあります。歩行速度の低下は転倒と関連し，1.0 m/s 以下であると転倒するリスクが高くなるとされています。

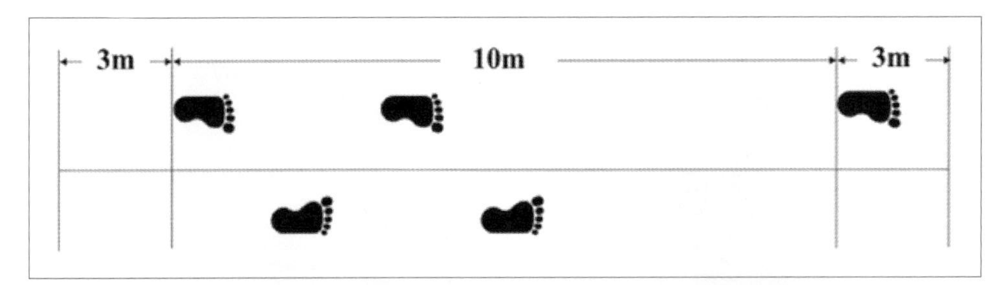

- 直線で予備路 3 mずつの 16 mのスペースで行います。測定区間の始まり地点と区間終了地点にあたる床にテープを貼ります。
- 測定は測定区間始まりと区間終了地点のテープを足で踏むか超えた時点の所要時間を計測します。
- 杖や歩行器を使う場合は記録しておきます。
- 「いつものように歩いてください」（快適歩行），と「できるだけ早く歩いてください」（最速歩行）の 2 種類を評価します。

図 2-35　10 m 歩行の測定方法

- タイムアップアンドゴーテストは複合的な動作能力の程度を評価します。立ち上がる，歩く，体の向きを変える，バランスをとるなどの複合的な能力が必要となります。13.5 秒以上の場合，6 か月間における複数回転倒リスクが高まります。

訓練方法

- 実際の訓練では対象者の状態に合わせて補装具（杖，歩行器など）を用いたり，いろいろな工夫を行います。介助者が寄り添うことで安心感を与えることができます。
- 杖歩行や独歩が不安定な場合は，重量を増やした車いす（重錘などを用いて）や歩行器を使用すれば安定が得られます。

＜杖歩行（図2-36）**＞**

- 健側で把持するのが一般的ですが，利き手で把持した場合に安定・安心する場合もあります。また，歩く距離や用途に応じて，杖の種類を変えることが効果的な時もあります。
- T字杖は屋内外での使用が容易ですが，免荷率は20～25%であり，安定性は低くなります。日常生活で歩行が可能な対象者に対しては，歩行距離を延ばすためや変形性膝関節症などによる疼痛の軽減目的で使用します。
- 四点杖はT字杖よりも基本的には安定性は高くなりますが，坂道などでは不安定になるため，屋内使用が適してます。
- ロフストランドクラッチは，前腕部でも支持ができるため，上肢筋力が低下している対象に適しています。免荷もT字杖より高く得られます。基本的には活動性が高い対象者に使用します。
- ノルディックウォーキングポールは，円背や既往に脊椎椎体骨折がある対象者に適しています。また，普段は独歩で歩くことができる場合でも全身運動のために活用されることがあります。

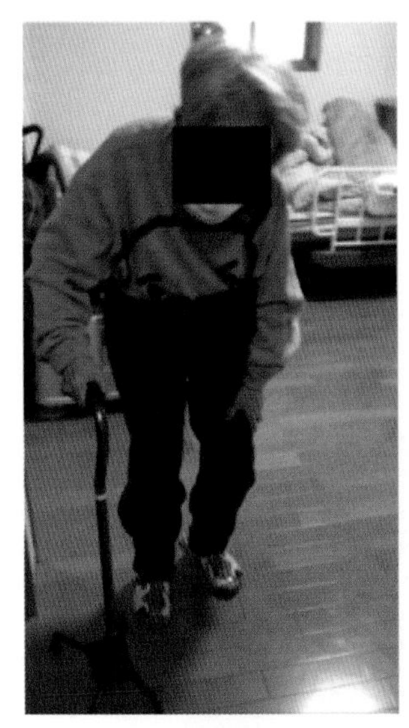
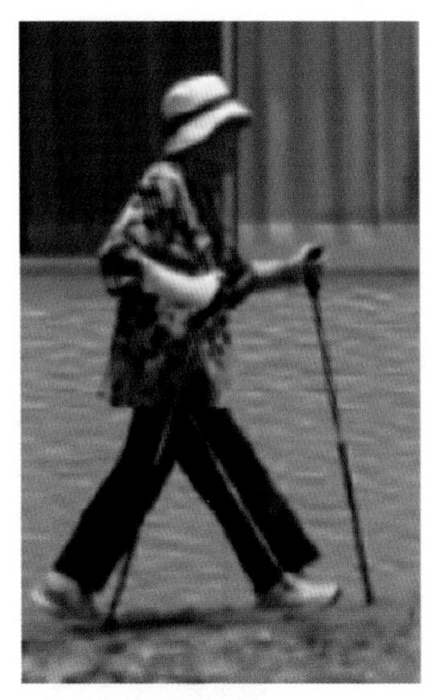

図2-36　杖歩行訓練（四点杖，ノルディックウォーキングポール）

＜歩行器（図2-37）**＞**

- 立位バランスが良好で，杖歩行で不安定な場合に使用します。
- 杖歩行よりも高い安定性が得られますが，屋内での使用に制限があります。日常的な移動のために在宅で使うのか，あるいは訓練機器として使用するのかを考えながら選択します。
- 車輪が装着されていない歩行器（フレーム型）は持ち運びが容易ですが，歩行時に歩行器を持ち上げる，または動かす必要があります。

- 車輪付き歩行器はフレームで上肢を支持することができるため，上肢筋力が弱くフレーム型歩行器が扱えない場合でも使用可能です。

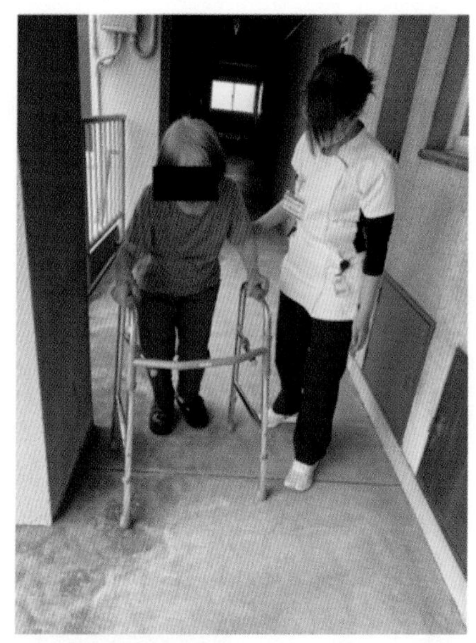

図 2-37　フレーム型歩行器を使用した歩行訓練

<シルバーカー（図 2-38）**>**

- シルバーカーは支持性があり，車輪による移動方向へのアシストも期待でき，屋外歩行訓練や実際の生活場面で使用できます。収納や着座ができるシルバーカーもあり，外出時に使用できます。

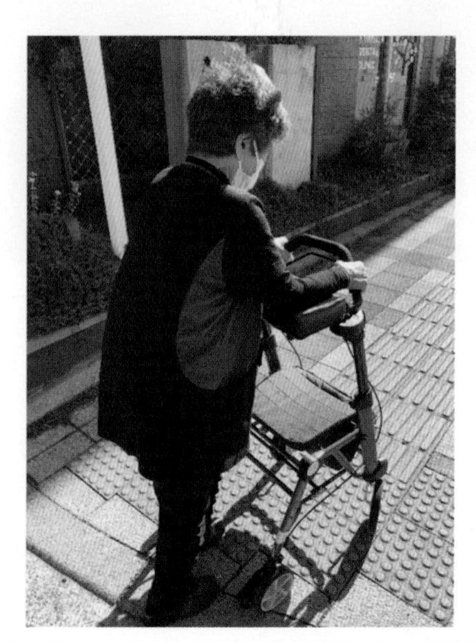

図 2-38　シルバーカーを使用した歩行訓練

＜弾性包帯，弾性緊縛帯（図 2-39）**＞**

- 運動失調（協調運動障害），深部感覚障害に対し，弾性包帯を巻くとあいまいな感覚が改善し，感覚が得られやすくなります。体幹失調のある場合には，腹帯や腹部に適切な重錘をベルト様に巻くと効果的です。
- 軽めの重錘バンドを手足に装着すると，重錘負荷による筋紡錘から小脳への求心性入力の増大効果が期待できます。
- パーキンソン病における歩行訓練で，手関節周囲と足関節周囲に軽い重錘バンドを巻いたり，メトロノームや掛け声をかけてリズムをとったりすることで錐体外路が刺激され，上下肢が振り出しやすくなります。
- パーキンソン病における歩行訓練では，階段昇降が有効な時があります。
- ラインテープを床に貼ったり，障害物を配置したりするとパーキンソン病における平地歩行でのすくみ足が軽減し，高く足を挙げて振り出すことができます。連続した障害物や階段でも，継続して下肢を振り出すことができます。

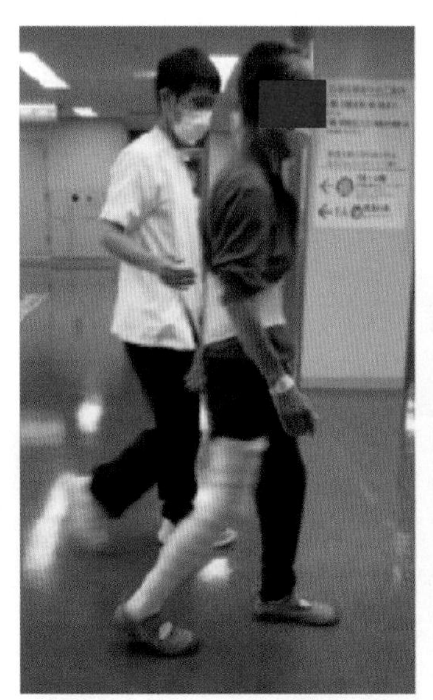
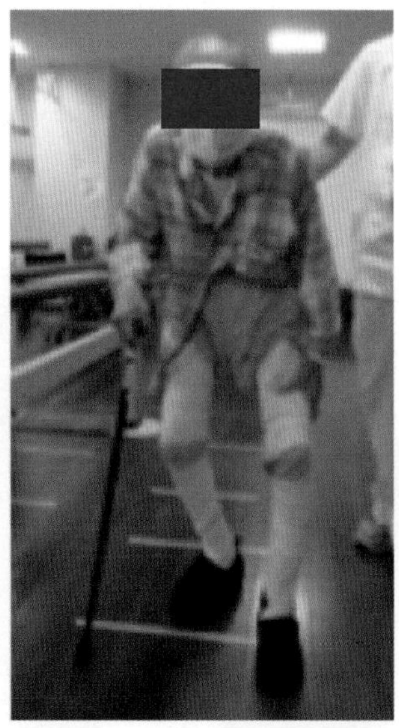

図 2-39　**弾性包帯，弾性緊縛帯を使用した歩行訓練**

通所での起立・歩行訓練

- 短距離歩行が困難な場合は，平行棒あるいは介助下での歩行訓練を行います。自立歩行が安定している場合は，トレッドミルなどの機器を使用することも可能です。
- 歩行困難な場合でも，トレッドミルなら歩けることはよくあります。
- 歩行訓練が実施できる空間が限られることが多いため，持久力を目的とする場合は，自転車エルゴメーターでの持久力訓練を実施します。
- 起立・歩行が困難な場合でも，全身機能の維持・改善および在宅生活における介助量の軽減を目的に起立・歩行訓練を行います。

- 起立・歩行訓練によって対象者がつかまり立ちできるようになれば，ベッドから車いすへの移乗に必要な介助量が軽減したり，トイレでの介助者による下衣の上げ下げが可能になります。
- 対象者が使用している歩行補助具と装具の確認は大切です。歩行補助具や装具を変更した場合は，不都合が生じていないか注意する必要があります。

在宅での起立・歩行訓練

- 自宅内で安全に行うことができる訓練を行います。必要であれば手すりや歩行補助具などを使用します。
- 段差が問題であれば，その段差に十分対応できる筋力がポイントになります。
- 屋外歩行訓練は対象者の気分転換になります。
- 屋内歩行では，足部の状態（靴下の使用，床材）を考慮します。安全かつ日常生活で実際に行う環境で歩行訓練を行います（図2-40）。
- 実生活をしている環境での歩行訓練を行うことは身体機能のみならず，家庭や社会での活動の維持・向上に有効です。また屋外歩行は機能改善だけでなく，社会とのつながりを体感できます（図2-41）。

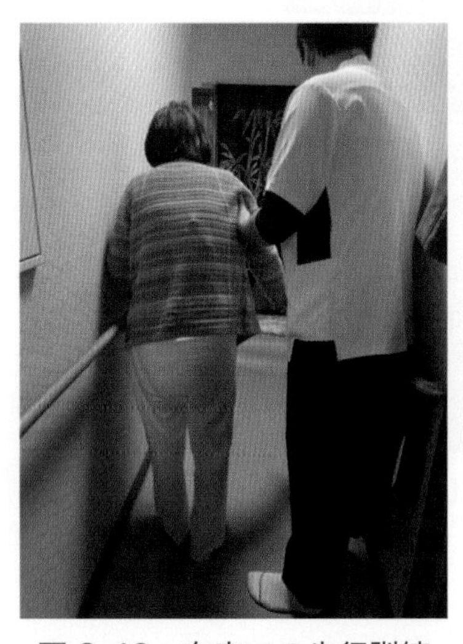

図2-40　在宅での歩行訓練

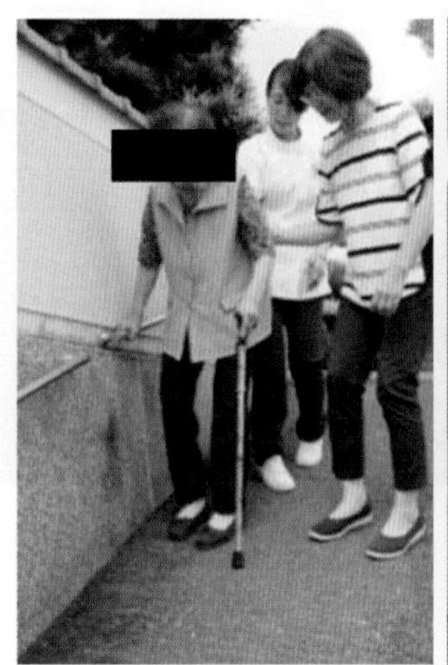

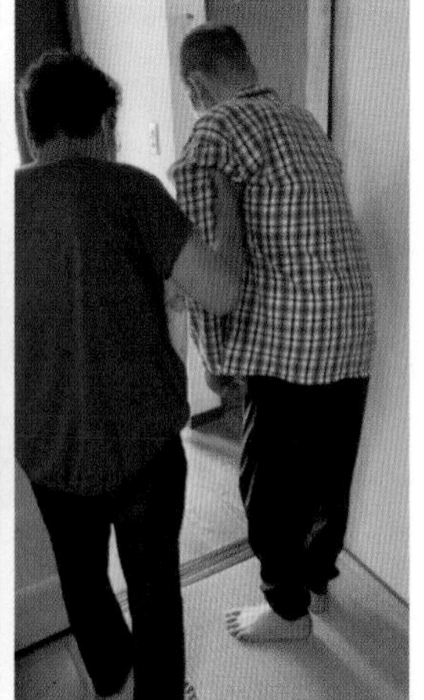

図2-41　屋外での歩行訓練と介助者への指導

実施上のリスク管理

- 起立・歩行訓練は，対象者の機能に応じて継続することが重要です。
- 実生活に対応できる筋力と持久力をつけることが転倒などのリスクを軽減します。補装具の活用，平行棒や手すりの設置など，対象者が安全に起立・歩行訓練を実施できる環境を整えることが重要です。

- 起立・歩行が困難な対象者にとっての起立・歩行訓練は，全身運動であることを念頭において，訴え・表情・心拍数の変化などに注意して適切な負荷量となるようにします。
- 歩行中は転倒リスクがあるため，安全に実施できるリスク管理が必要となります。対象者の歩行能力，環境に応じて訓練内容を変更します。
- 実際に行っている環境（床，靴下，上肢把持物）で歩行訓練を行うことで，安全に歩行可能かが判断できます。
- 屋外歩行は，対象者の状態に応じて装具，杖などの歩行補助具を選択します。また介助者に歩行状態を説明し，介助方法などの指導を行います。

8 ADL 訓練

- ADL（Activities of Daily Living：日常生活動作，日常生活活動）は，毎日繰り返される基本的な生活行為であり，食事，整容，排泄，更衣，入浴，歩行，移乗，階段昇降などに分類されます。
- ADL 評価法は，Barthel Index（BI）や Functional Independence Measure（FIM）が代表的です（p.6 参照）。
- 実際の ADL 場面の観察も重要であり，ADL のどの部分が困難となるかを確認します。
- ADL 訓練の目標は訓練で高めた能力を実際の生活で定着させることです。実際の生活環境での ADL を介助者に確認してもらい，介助方法を指導することも大切です（図 2-42）。

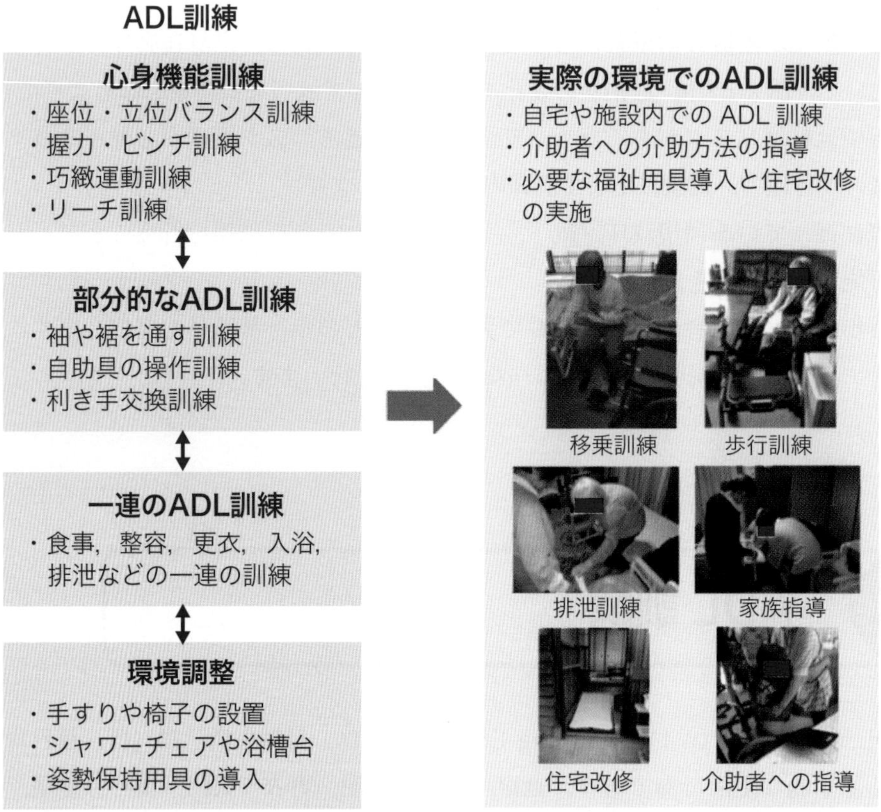

ADL訓練

心身機能訓練
・座位・立位バランス訓練
・握力・ピンチ訓練
・巧緻運動訓練
・リーチ訓練

↕

部分的なADL訓練
・袖や裾を通す訓練
・自助具の操作訓練
・利き手交換訓練

↕

一連のADL訓練
・食事，整容，更衣，入浴，排泄などの一連の訓練

↕

環境調整
・手すりや椅子の設置
・シャワーチェアや浴槽台
・姿勢保持用具の導入

→

実際の環境でのADL訓練
・自宅や施設内での ADL 訓練
・介助者への介助方法の指導
・必要な福祉用具導入と住宅改修の実施

移乗訓練　歩行訓練
排泄訓練　家族指導
住宅改修　介助者への指導

図 2-42　ADL 訓練

食事動作訓練（図 2-43）

- 食事は上肢機能（ピンチ力，リーチ，巧緻性，操作性）だけでなくいろいろな影響を受けるため，総合的な訓練が必要となります。
- 食事の工程は，食物の認知，食物を食器ですくい口までリーチ，タイミングよく口腔内に入れる，口腔内で咀嚼，嚥下，次の食物の探索などから構成されます。
- 関節拘縮・筋力低下，巧緻性低下のために利き手による食器操作や口へのリーチが障害されている場合は，利き手の機能訓練が有効なこともありますが，早期に食事の自立を目指すには利き手交換訓練や自助具の導入も検討します。

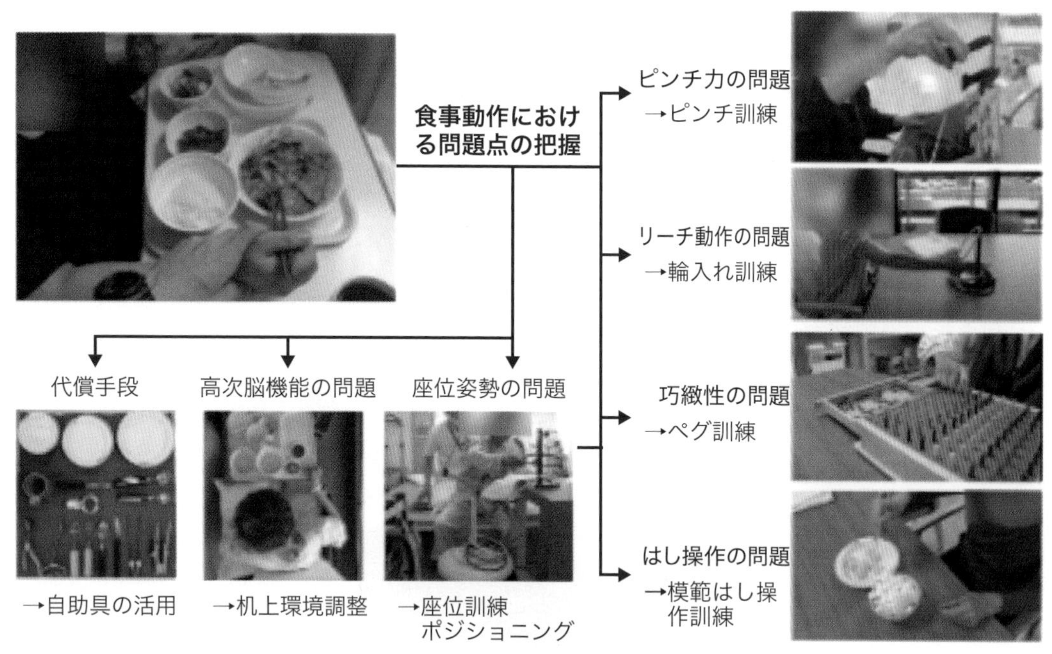

図 2-43　食事動作訓練の概要

食事動作訓練の留意点

- 上肢の運動麻痺や筋力低下がある場合，残存機能に合わせた自助具の導入が有効です（図 2-44）。

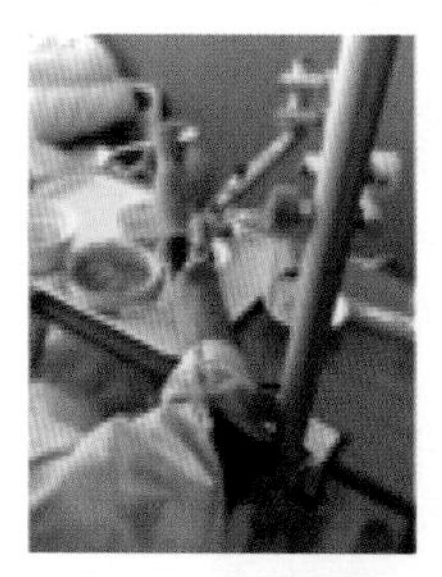

肩周囲の筋力低下

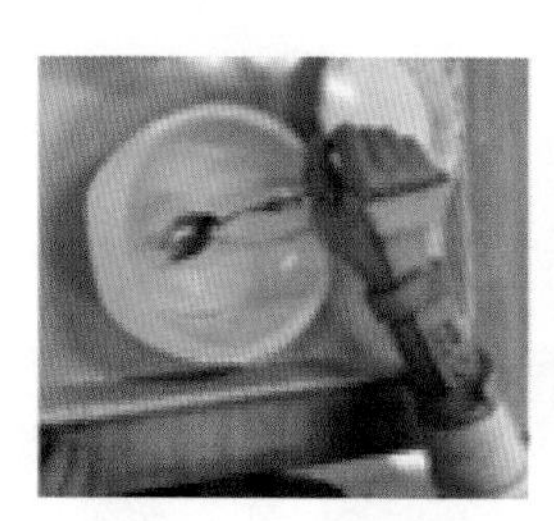

手関節・手指の麻痺

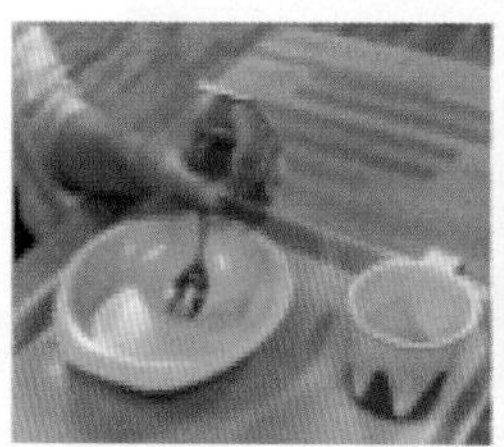

手指の麻痺

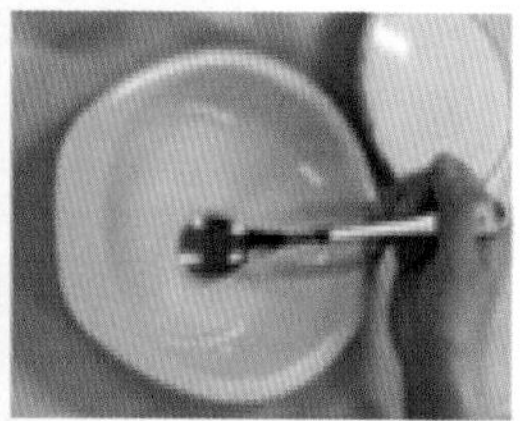

手指の巧緻性低下

図 2-44　上肢の障害に合わせた食事で用いる自助具・生活用具

- 視野の半分が認識できない半側空間無視により半側の食べ物に気づかない場合，お盆の左端に目立つ色のテープを張ることや，お盆の縁を左側の端まで探索することで気づきに至ることもあります。
- 認知症や高次脳機能障害により刺激に敏感になっている場合には，聴覚刺激や視覚刺激が入らないように個室に移動することや，パーテーションや耳栓などで刺激を軽減することも検討します。

利き手交換訓練

- 利き手とは反対の手を訓練する利き手交換訓練の対象は，機能回復の見込みがなく，利き手が廃用手や補助手となることが予測される場合です。
- 利き手交換訓練は，第1段階：道具の正しいフォームの保持，第2段階：道具の操作，第3段階：道具を使用した訓練，第4段階：実際のADL場面での使用の順序で訓練を進めます（図2-45）。
- 利き手交換訓練を食事動作訓練に組み込む場合は，箸操作技能の習熟に応じて，まず，自助箸を使用し，最終的に通常箸の使用を目指します。

段階1：箸の正しいフォームの保持

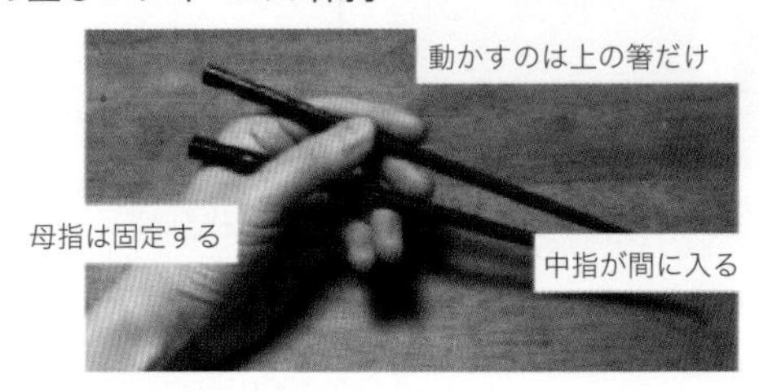

段階2：箸の操作の訓練

【上の箸の練習】：母指は動かさず，シーソのように動かす

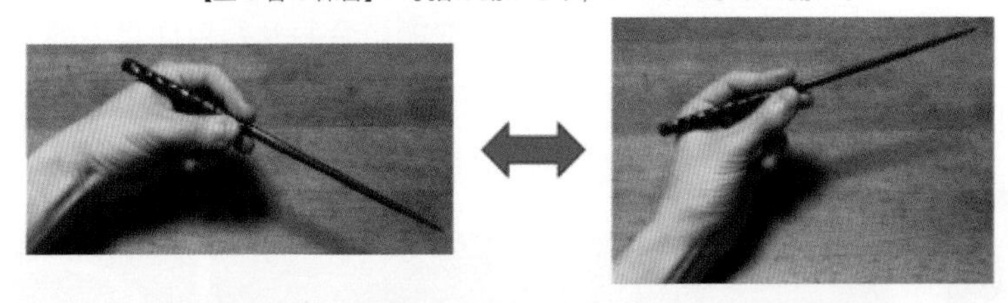

【下の箸の練習と2本をもつ訓練】
：母指に少し力を入れると箸がしっかりと押さえられて動かなくなる

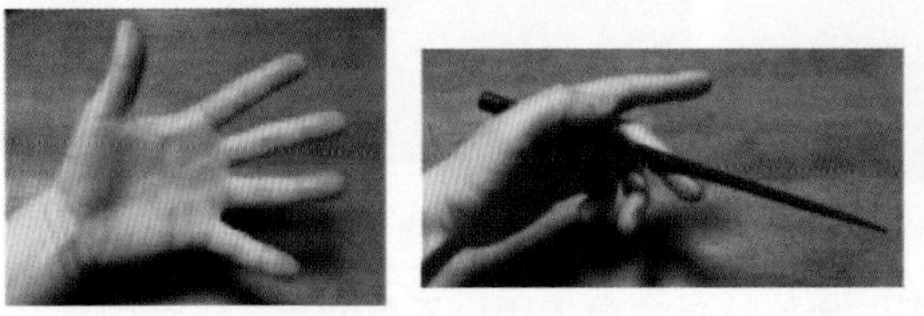

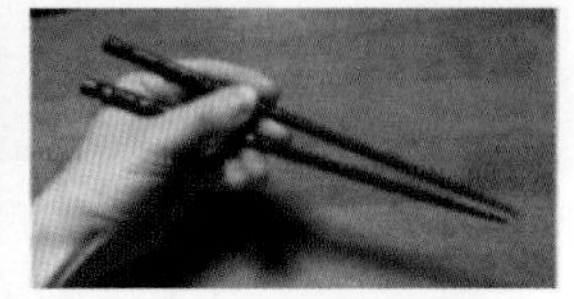

段階3：箸を使用した訓練

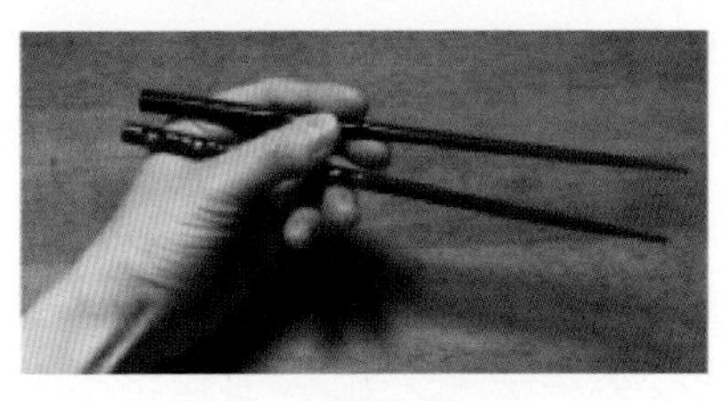

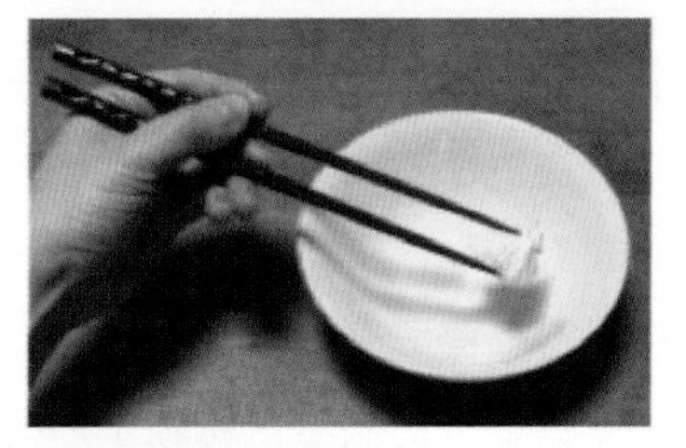

段階4：実際の場面での訓練　実際の食事場面でさまざまな食材を使用して訓練する。成功体験を繰り返し経験することで，ADLで使用する頻度の増加につながり，しているADLになるポイントの一つとなる。

図2-45　利き手交換訓練

- 片手で食器を使用するため，すくいやすい自助食器や滑り止めがついた皿，取っ手付きのコップを用いることが有用です（図 2-46）。

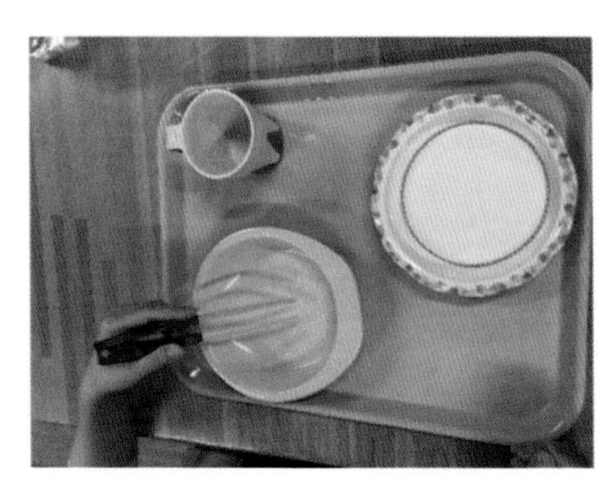

図 2-46　自助食器，滑り止めがついた皿，取っ手付きのコップ

利き手交換訓練の留意点

- 利き手交換訓練を導入する前に患肢の機能回復の可能性を探ることが重要です。対象者の希望や医学的な予後予測に基づいて導入します。
- 利き手交換訓練を円滑に進めるためには，さまざまな自助具や食器を用意しておくことが必要です。レンタルした道具を問題なく活用できることを確認した上で対象者に購入を検討してもらいます。

整容訓練

- 整容は手洗いや整髪，洗顔，髭剃り，爪切り，化粧，歯磨き（入れ歯の管理）などに分類されます。
- 整容訓練の対象は，身体へのリーチや手の細かい操作，道具の使用が困難となった場合です。
- 上肢機能に合わせた自助具を選択することで容易に整容が自立することもあります（図 2-47）。

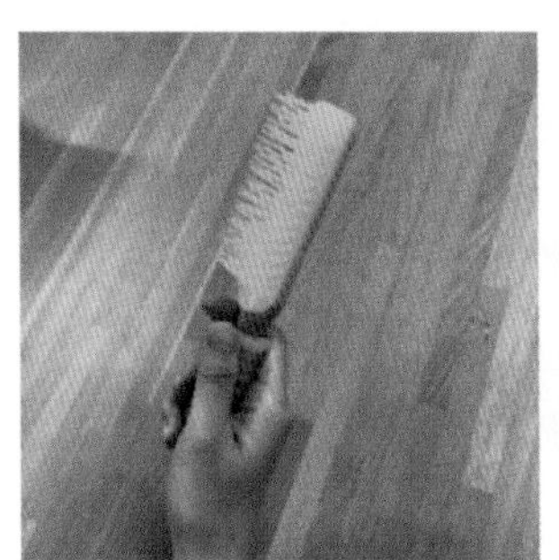
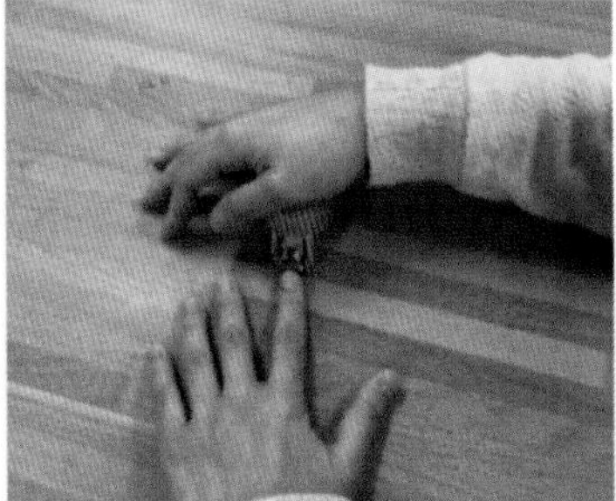
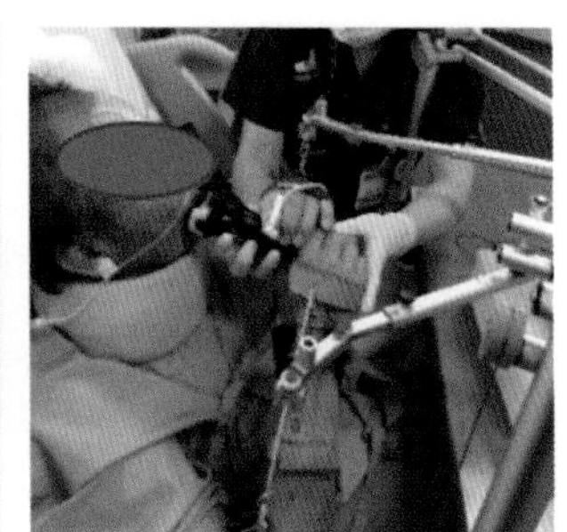

図 2-47　整容訓練で用いる自助具など

整容訓練の留意点

- 関節可動域制限や握力・ピンチ力の低下によって整容が困難となっている場合，自助具を導入し，上肢の使用機会を増やし，関節可動域の拡大や握力・ピンチ力の向上を図るアプローチは有効です。
- 爪切りや髭剃り，歯磨きでは道具の操作を誤ると外傷に至るリスクがあるため，注意が必要です。

排泄訓練

- 排泄は介助者にとって多くの負担と不快感を要すことから，排泄訓練は高い優先度があります。
- 排泄は，便座への移乗，下衣の上げ下ろし，後始末の工程に分類され，立ち上がりや立位保持，移乗，下方リーチ，手の細かい操作などの能力が必要とされます。
- 排泄訓練の一連の流れを図2-48に示します。

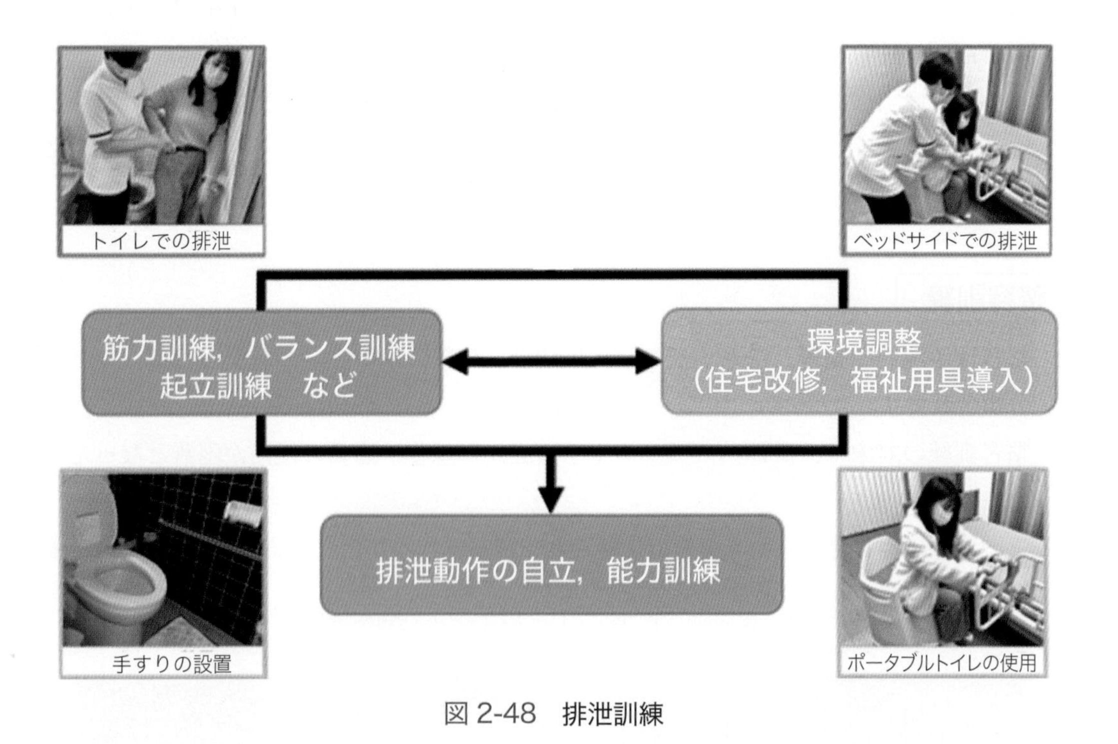

図2-48 排泄訓練

- 実際の行為だけでなく，排泄の頻度，時間帯，昼夜の排泄状況の違いなどについて情報収集も行います。
- 夜間の排泄は日中の排泄と比較して難易度が高い場合があるため，夜間のみポータブルトイレや装着型集尿器を使用することも考慮します。

排泄訓練の留意事項

- 移乗や立位保持，下衣の上げ下げが困難な場合，立位保持訓練と立位でのリーチ訓練，下衣の上げ下げ訓練を組み合わせることで，排泄行為の早期自立が見込めます（図2-49）。
- パーキンソン病の場合，すくみ足や動作の開始困難によって移乗や立ち上がりが困難となることがあります。声かけや目印の設置などによる外的刺激が有効なため，積極的に活用します。便座の高さを高くし，目線を上げるために壁に目印のシールを張ることが有効なこともあります。

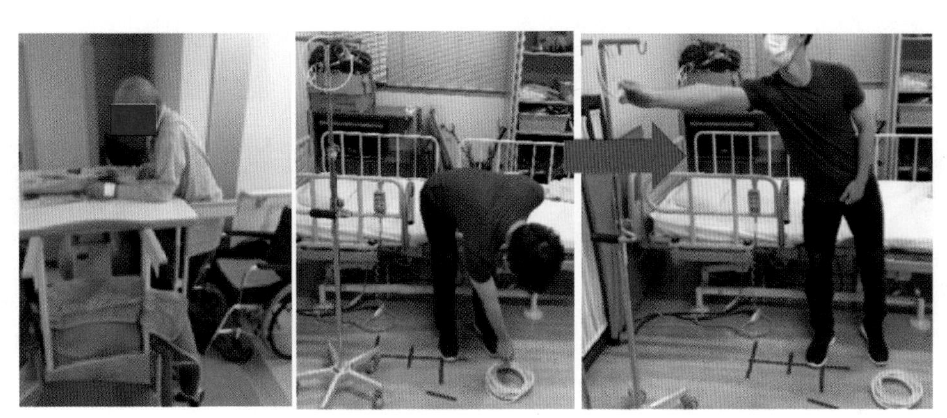

図 2-49　立位保持訓練，立位でのリーチ動作訓練

更衣訓練

- 更衣は，毎日繰り返される日常生活に密接に関連した行為であり，仕事着や外出着，パジャマなど状況に応じてさまざまな衣服を着替える必要があります。

脳血管障害片麻痺の更衣訓練（図 2-50）

- 前開きシャツ：麻痺側の袖を通す，袖を肩まで上げる，非麻痺側の肩まで前身ごろを引っ張る，非麻痺側の袖を通す，ボタンを留めます。
- かぶりシャツ：麻痺側の袖を通す，袖を肩まで上げる，非麻痺側の袖を通す，頭を通す，背中の裾を下します。
- 下衣：麻痺側の裾を通す，裾を大腿部まで上げる，非麻痺側の裾を通す，立ち上がってウエスト部分を腰まで引き上げる，麻痺側後ろのウエスト部分を殿部が隠れるまで引き上げます。

更衣訓練の留意点

- 麻痺側の袖を通すことが困難な場合，図 2-51 のように輪を使用した部分的な更衣訓練から実施します。
- 下衣の裾を通す際に座位バランスを崩す場合は，座位での下方リーチ訓練から実施し，

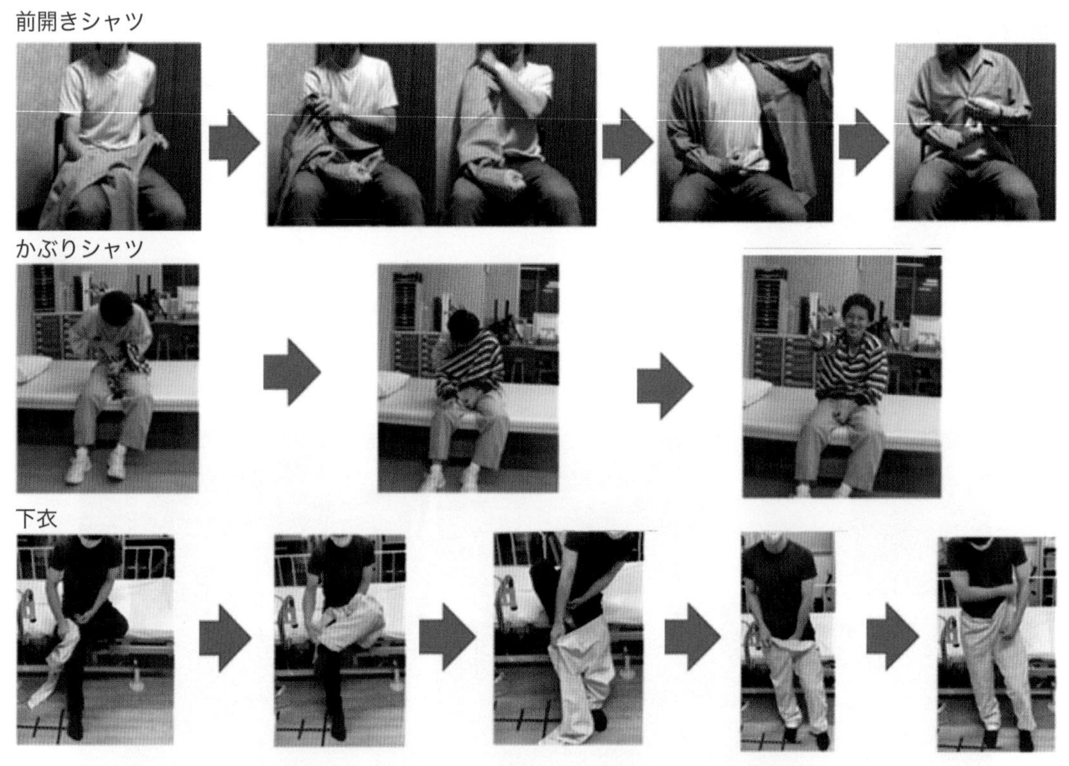

図 2-50　脳血管障害後の片麻痺での更衣方法

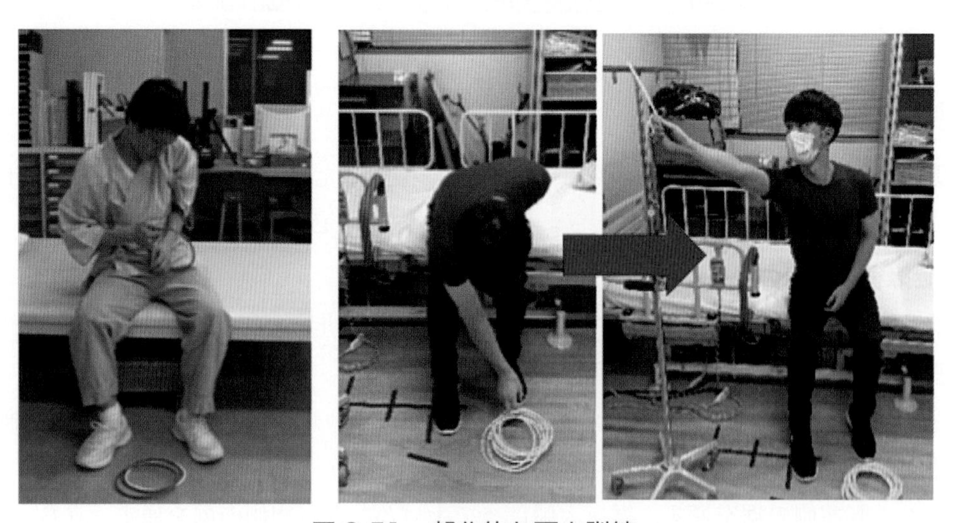

図 2-51　部分的な更衣訓練

足を組む工程や足を組んだ状態で裾を通す訓練，立位の訓練と段階づけて実施します。

- 視空間知覚障害や半側空間無視がある場合，袖口の位置や裏表の認識が困難となり，混乱が見られることがあります。視覚的な目印や聴覚的な刺激で補助します。
- 認知症の場合，適切な衣服の選択や着る服の順番を認識できないことがあります。着る順番に重ねて準備しておくことや，袖や裾を通す程度の介助などの工夫をします。

入浴訓練

- 入浴は複数の生活行為を含む複雑な ADL で，最も自立するのが困難な生活行為の一つです。
- 入浴は，脱衣，浴室への移動，体にお湯をかける（シャワーまたは洗面器），洗体（顔・頭・四肢・腹・背），お湯で泡をかけ流す，浴槽につかる，浴槽から出る，浴室から出る，体を拭く，着衣といった多くの動作から構成されます。
- 入浴訓練では，各動作を観察した上で部分的な入浴訓練，一連の入浴訓練，環境調整を組み合わせた訓練など段階的な訓練を行います。

入浴訓練の留意点

- 入浴訓練では，床が滑ることによる転倒やヒートショック，火傷などのリスクがあるため，事前に浴室環境を観察し，濡れた床は拭き，温度調整をしておきます。
- 脳血管障害片麻痺の場合，背中の洗体動作では，麻痺手の機能に応じてループタオルや洗体ブラシの使用を検討します。また，麻痺のある足部の洗体動作では，足を組むことで容易に洗うことができます（図 2-52）。

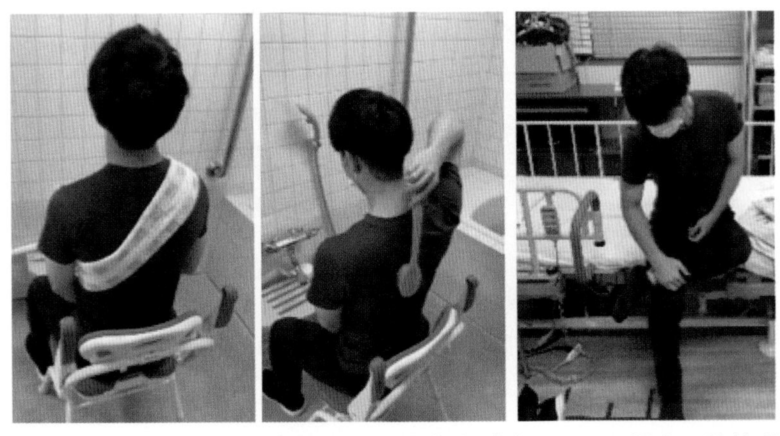

図 2-52　入浴訓練（脳血管障害後で片麻痺が残っている場合の洗体動作）

- 浴槽の出入り訓練では，浴槽の縁に座って行う方法と立位でまたぐ方法があります。立位姿勢保持能力に応じて方法を選び，転倒に注意しながら反復して実施します（図 2-53）。
- 下肢の痙縮が強く，立ち上がる際に滑りやすい場合，洗い場や浴槽内に滑り止めシートを設置します。
- 心不全を合併している場合では，熱湯に長く浸かることは過負荷となるため，半身浴を指導します。
- 在宅酸素療法を用いている場合には，上肢を肩より高く上げないことや，前かがみを避けることを指導します。シャンプーハットやシャワーチェアの利用，浴槽台の利用も息切れの軽減に有効です。

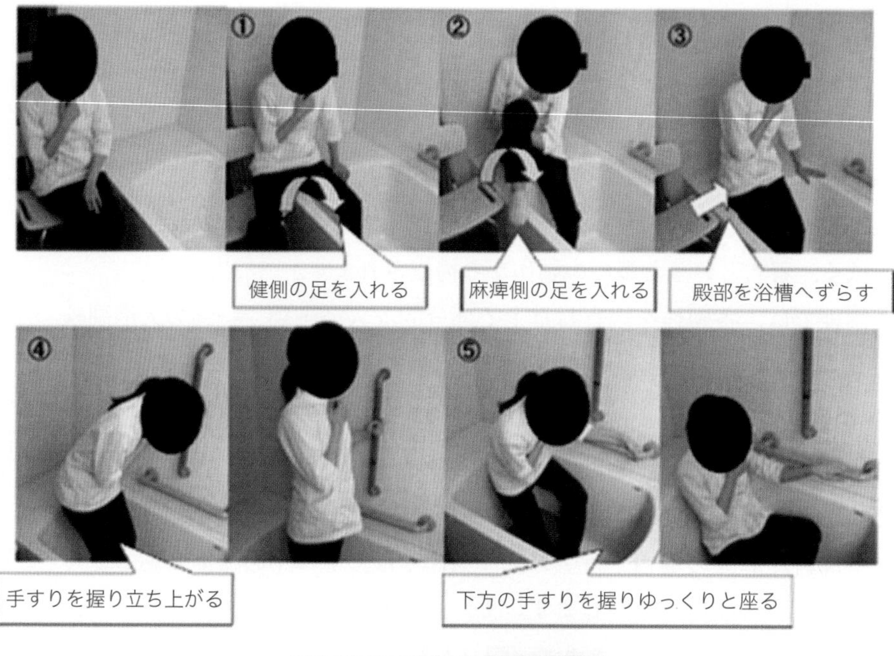

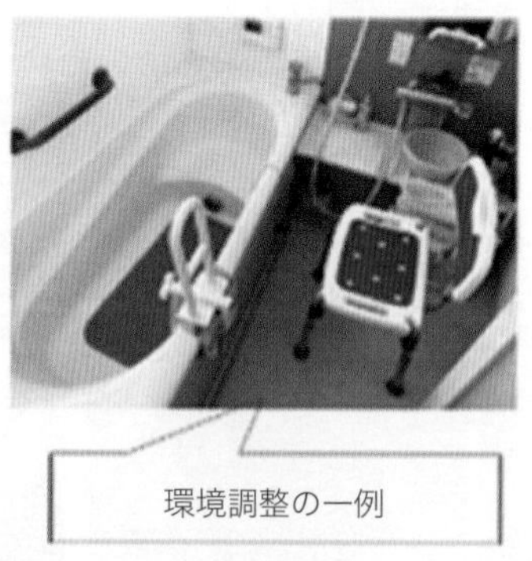

図 2-53 入浴訓練：脳血管障害後の片麻痺の浴槽の出入り訓練

9 手段的 ADL 訓練

- 手段的 ADL（Instrumental Activities of Daily Living）は，家事や買い物，公共交通機関の利用，服薬管理などに分類される複雑な生活行為です。
- 手段的 ADL は①計画や準備，②実行，③完了のプロセスに分けることができます。①計画や準備と③完了には認知機能が強く関連し，②実行では身体機能が関連します。
- 手段的 ADL 訓練は，歩行・運搬や立位保持，リーチ，手の細かい操作などの部分的な手段的 ADL 訓練から，一連の手段的 ADL 訓練に環境調整を組み合わせて実施します（図 2-54）。

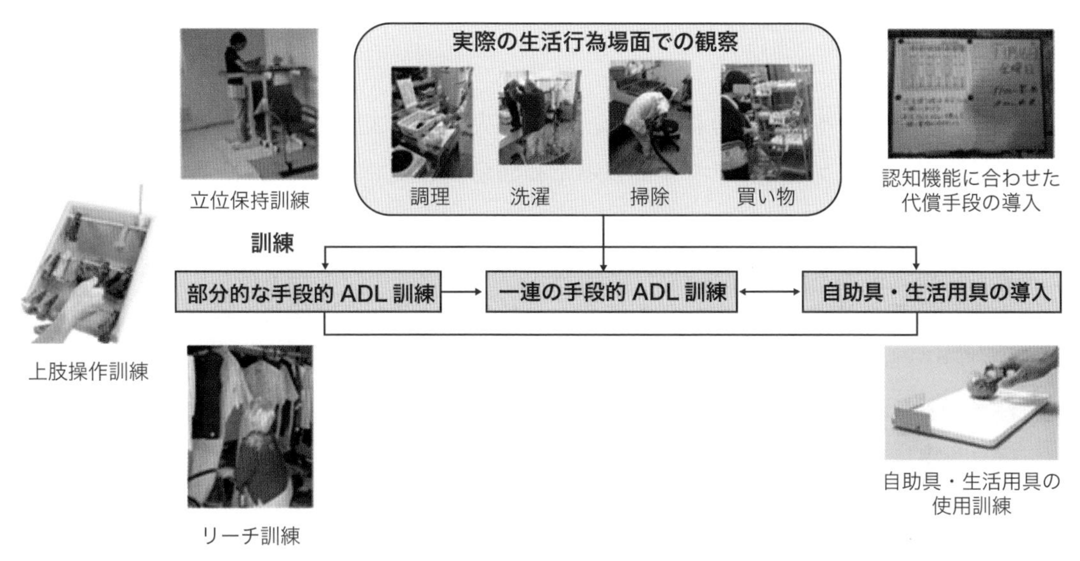

図 2-54 手段的 ADL 訓練

- 手段的 ADL が自立できるように作業方法の工夫や自助具・生活用具の導入など，残存機能を活用する視点が重要です。

調理訓練

- 調理は道具の操作や動作が多い生活行為です。調理訓練は献立を立てる，材料・道具の準備，下ごしらえ，加熱・調理，盛り付け・配膳，後片付けまでいろいろなポイン

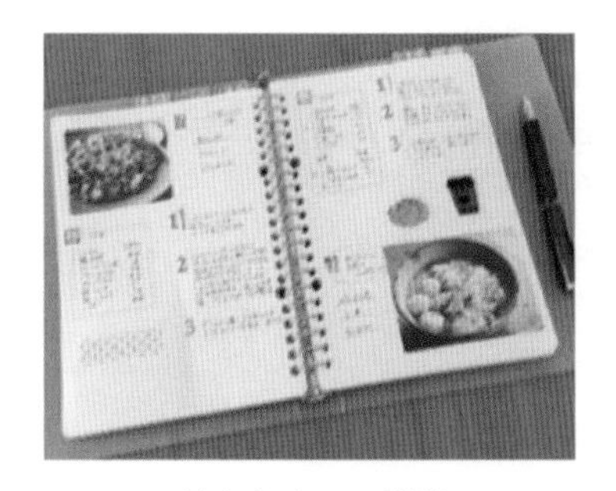

献立を立てる訓練

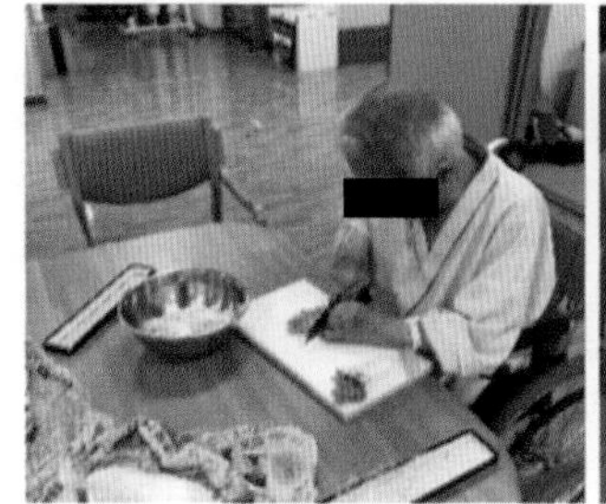

下ごしらえ訓練（座位）

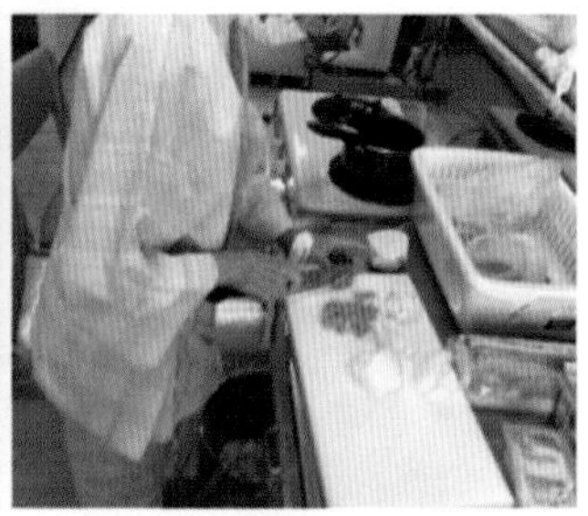

下ごしらえ訓練（立位）

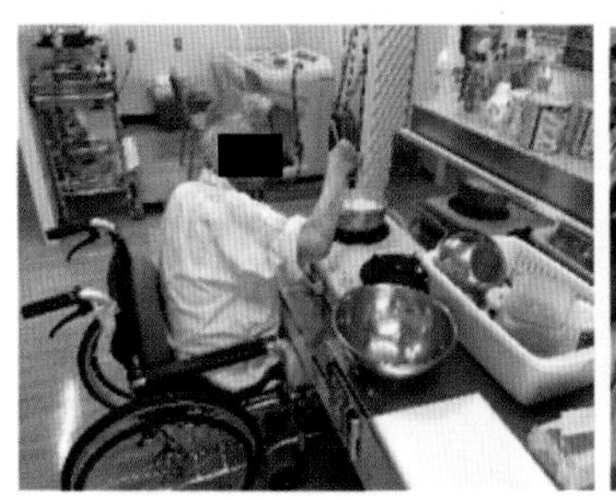

加熱・調理訓練（座位）

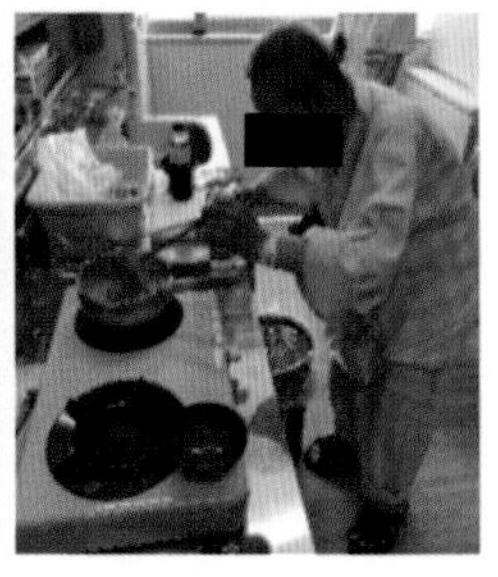

加熱・調理訓練（立位）

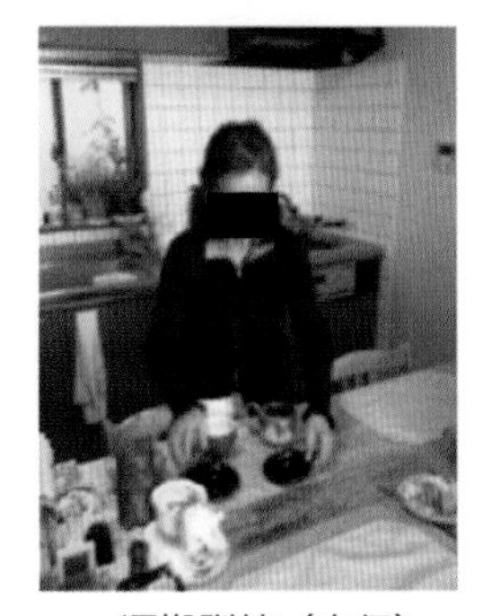

運搬訓練（歩行）

図 2-55 調理訓練

トがあります（図2-55）。

調理訓練の留意点

- 調理訓練は刃物や火を取り扱うため，切傷や火傷のリスクがあります。運動失調や感覚障害があるとケガのリスクが高まるため注意が必要です。抗凝固薬の内服や易感染性についても確認しておきます。
- 安全に調理訓練を実施するため，安全包丁を用いた模擬的な包丁操作訓練や卵焼きやホウレン草のお浸しなどの包丁を使わない料理の訓練から開始し，徐々に複雑な調理へと段階づけて進めます。
- 注意の配分障害や記憶障害がある場合，火の消し忘れが起こりやすいため，近くで見守り火事にならないように注意します。
- 片手で行う場合や握力・ピンチ力低下がある場合は自助具や生活用具が効果的です（図2-56）。

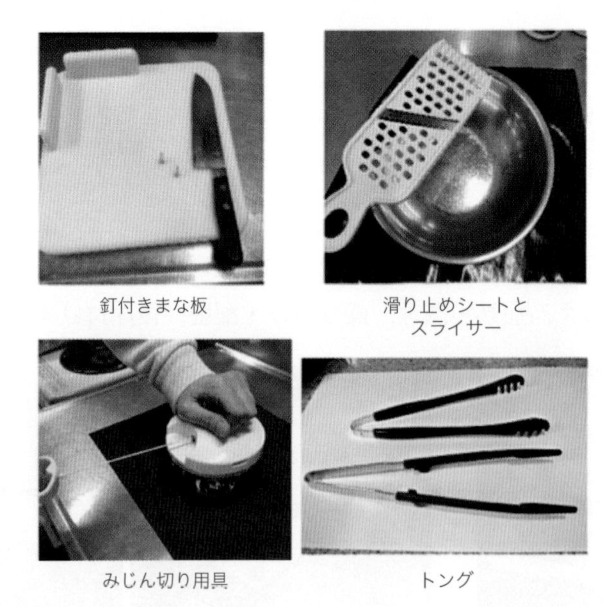

図2-56　調理訓練における自助具・代償手段の活用

洗濯訓練

- 洗濯は，衣服の運搬や洗濯機の操作，干す，取り込む，たたむなどの動作で構成され，歩行・運搬，立位保持，上肢のリーチ，手の細かい操作が必要となります（図2-57）。
- 洗濯を行う場所は脱衣所や居室，ベランダ，屋外など移動範囲に幅があり，歩行・運搬が必要です。段差や階段などの周辺環境を観察し，転倒しないように調整する必要があります。

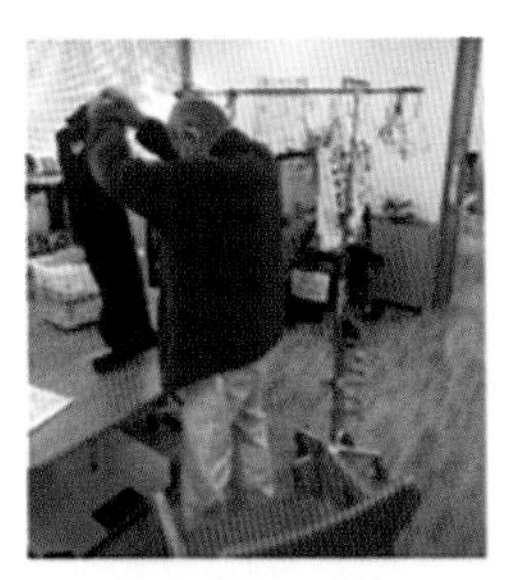

干す訓練（立位）

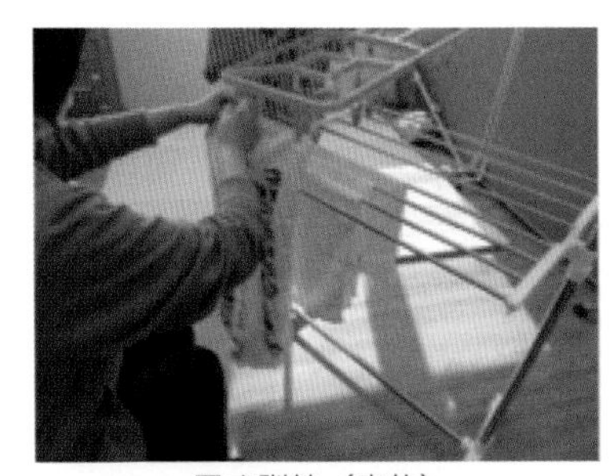

干す訓練（座位）

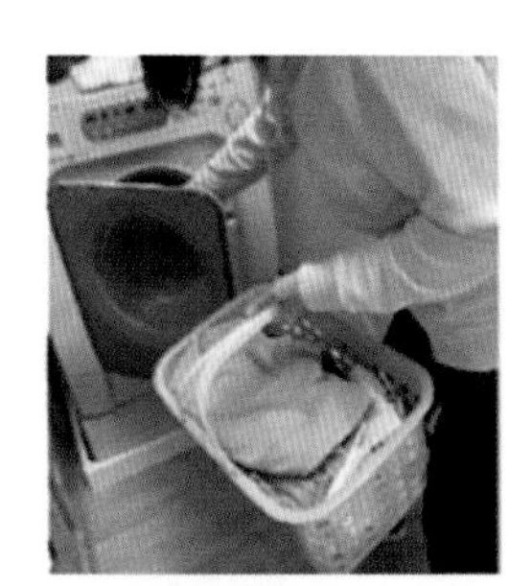

洗濯物の取り出しと
運搬訓練

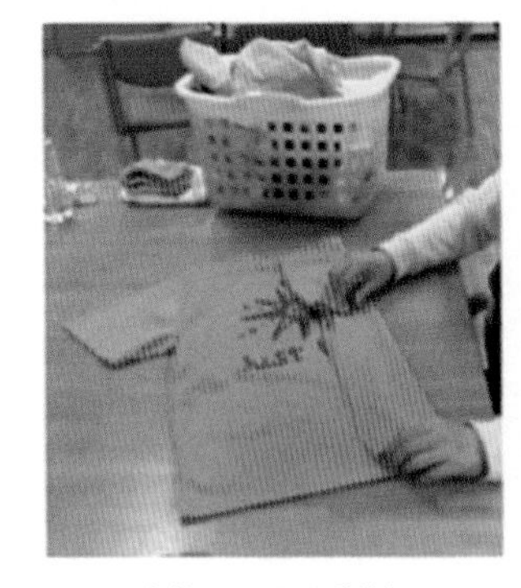

座位でたたむ訓練

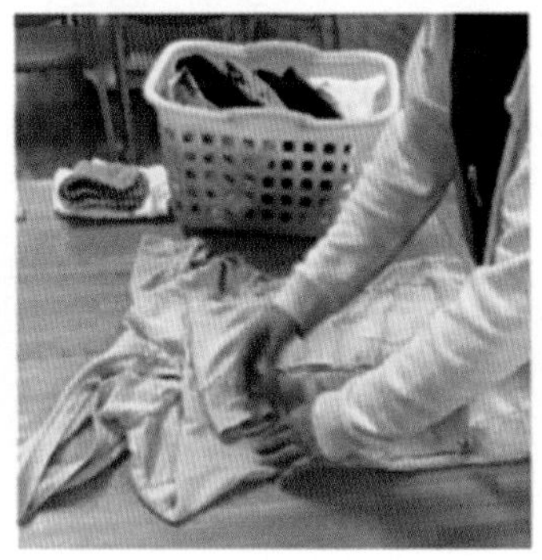

立位でたたむ訓練

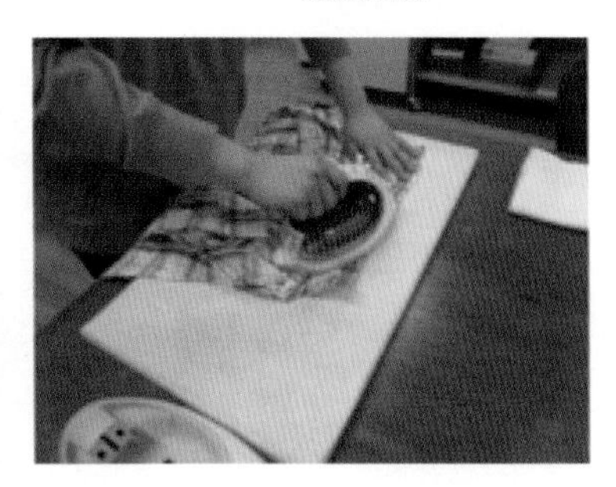

アイロンがけ訓練

図 2-57　洗濯訓練

洗濯訓練の留意点

- 洗濯訓練では，自助具の活用や視覚的な手がかりの導入といった環境調整も併用することが効果的です。
- 脳血管障害がある場合は，片手用の生活用具の活用が有用で，認知症や高次脳機能障害ではボタン操作を単純化するためにスイッチの順番に目印をつけることが役立ちます（図 2-58）。
- 衣服の運搬の際に歩行車やカートを用いることや，物干し竿の高さを下げて座って干せる環境を調整することで，活動負荷や転倒リスクを軽減することができます。

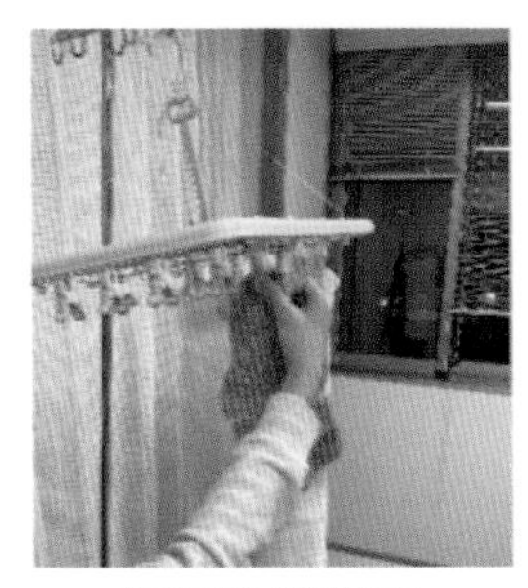

片手用洗濯ばさみ

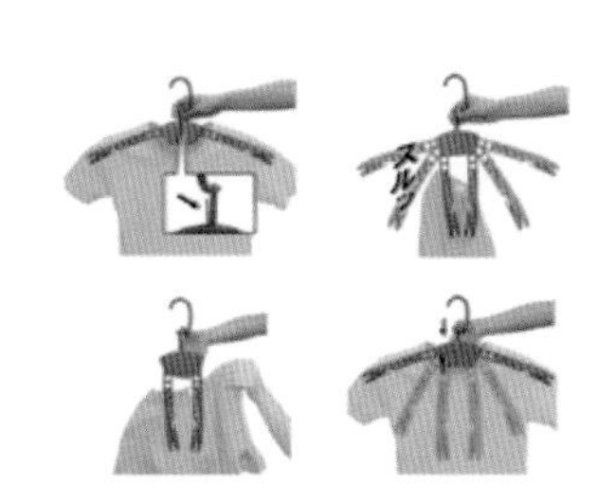

片手用ハンガー

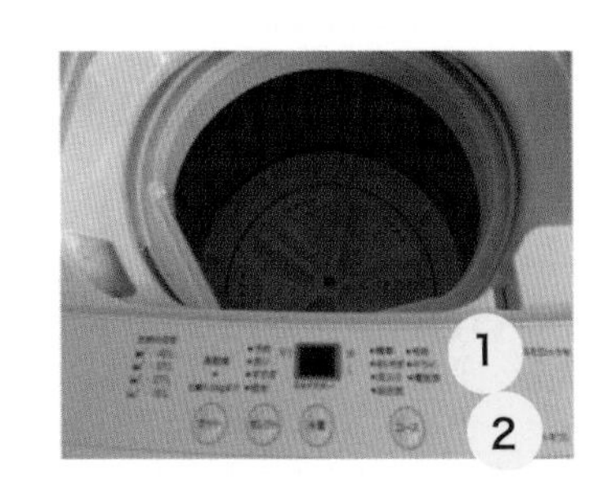

スイッチの順番に目印

図 2-58　洗濯訓練における自助具・代償手段の活用

掃除訓練

- 掃除は清潔で健康な生活を維持する上で重要な生活行為であり，掃除訓練は掃除用具の準備，整理整頓，床などの清掃，ゴミを集めて捨てる，きれいになったかの確認，掃除用具の片づけの動作から構成されます。
- 掃除訓練で使用する道具は，掃除機やホウキ，フローリングワイパー，モップ，雑巾など多数の種類があり，それぞれの道具に応じて立ちしゃがみや中腰姿勢，物品の運搬，立位姿勢保持能力，リーチ能力が必要となります（図 2-59）。

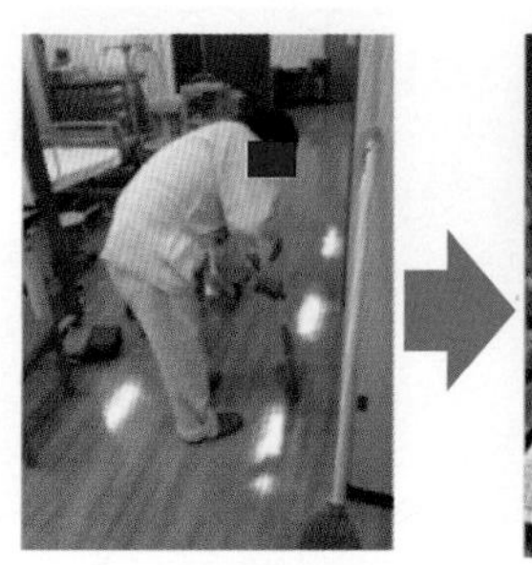

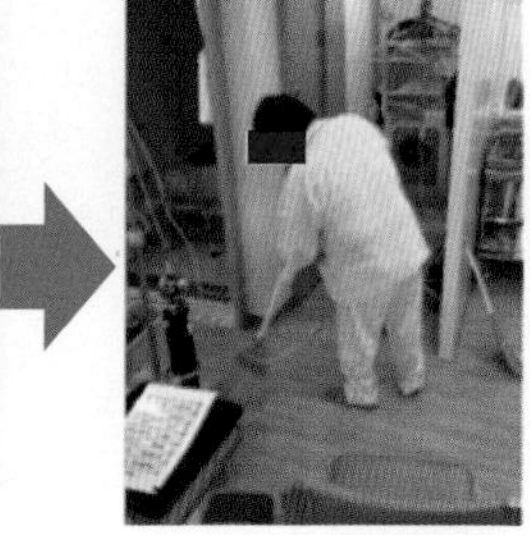

長柄ほうきに変更することで
腰痛や息切れが軽減する

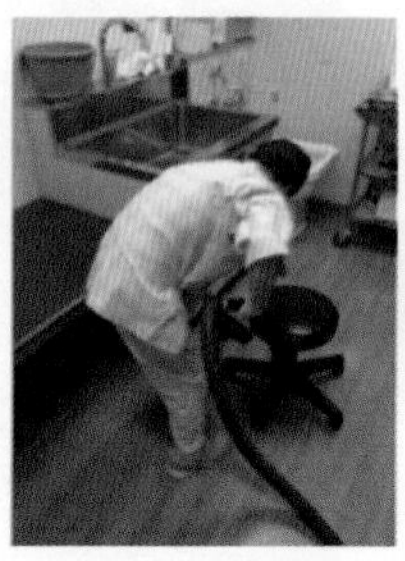

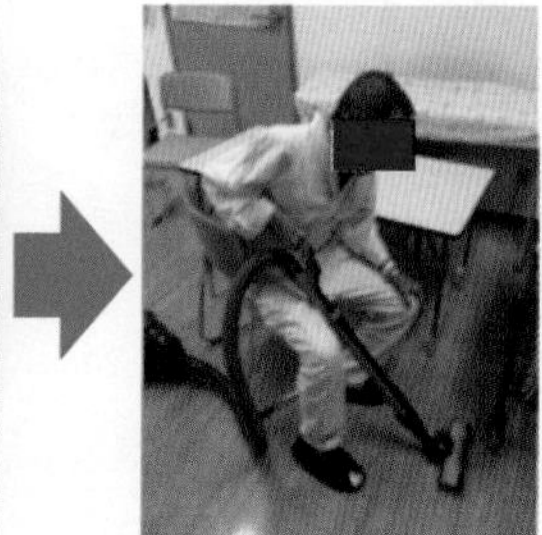

椅子に座って行うことで
転倒リスクを軽減できる

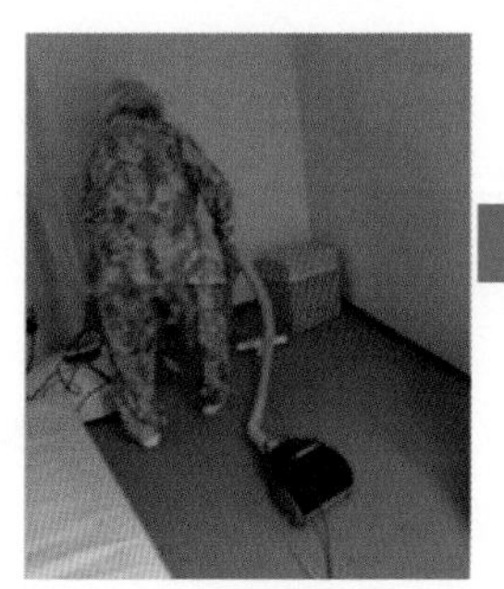

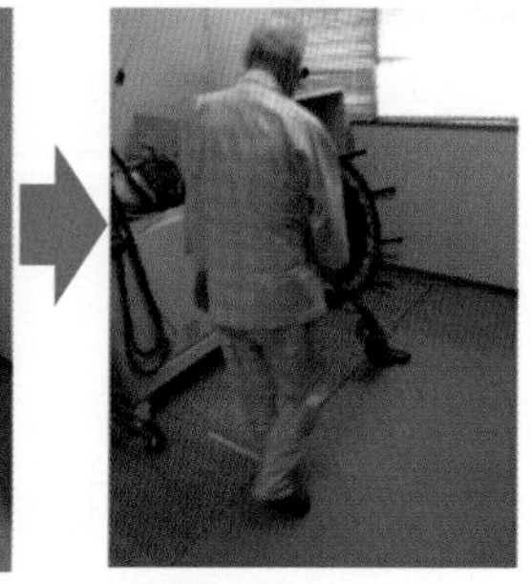

掃除機をコードレスタイプに変更して
立ちしゃがみや中腰作業を防ぐ

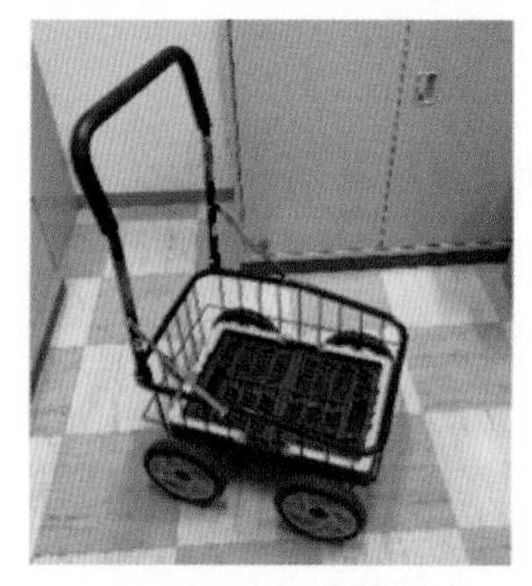

ゴミ捨てではキャリーを使用
地域のゴミ出し支援も活用可能

図 2-59　掃除訓練

掃除訓練の留意点

- 掃除は身体負荷が強い作業（3.0 ～ 3.5 METs）であるため，心不全，呼吸器疾患がある場合は過負荷にならないように注意が必要です。
- 転倒予防のため，カーペットやコード類を整理しておくことや，廊下に荷物を置かないことなどの環境調整も重要です。

外出：交通機関の利用訓練

- 外出訓練では，利用する交通手段によって，要求される能力が異なります。例えば，タクシーであれば玄関までの移動能力があれば利用できますが，バスや電車ではバス停や駅までの移動方法，段差や階段の昇降，切符の購入やパスカードの利用などが必要となります。

- 身体機能だけでなく，困ったときに相談できることやマナーを守ることなどの社会生活に関することの訓練も必要となります。

外出訓練の留意点

- 外出訓練では転倒や転落，熱中症，道に迷う，途中で失禁することも想定されるため，緊急時の対応も含めた入念な計画が必要となります。
- 電車やバスの利用など一連の外出訓練を行う場合は，事前に出発地点から到着地点の動線を確認し，車いすに対応できる車種なのか，休憩できる場所はあるのか，係員は対応してくれるのかを含めた環境面の確認が必須となります。
- 片麻痺がある場合，片手で使用できるパスケースやウエストポーチなどを用いるとスムーズに乗降車できます（図 2-60）。

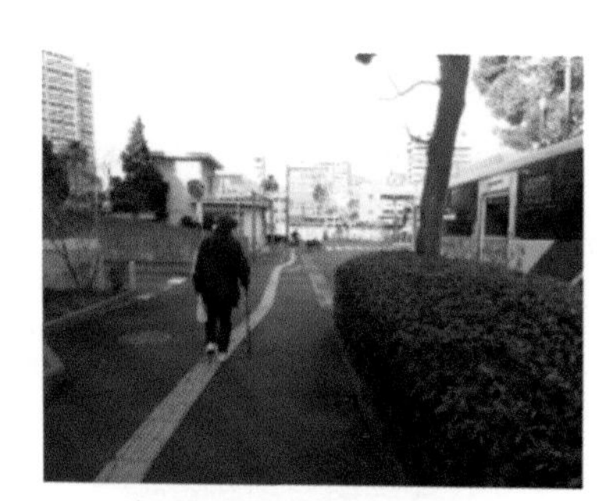
バス停までの屋外歩行訓練

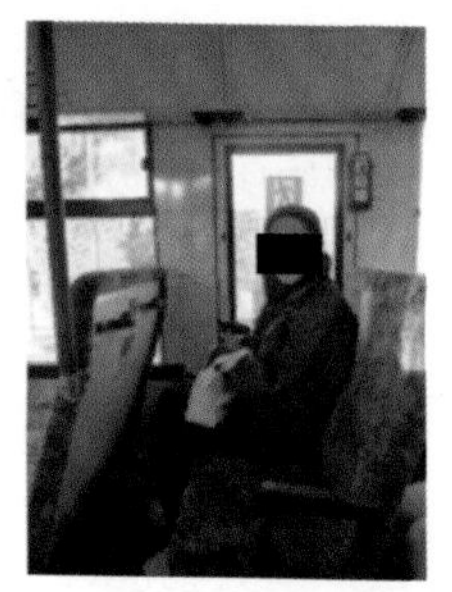
実際のバス乗車訓練

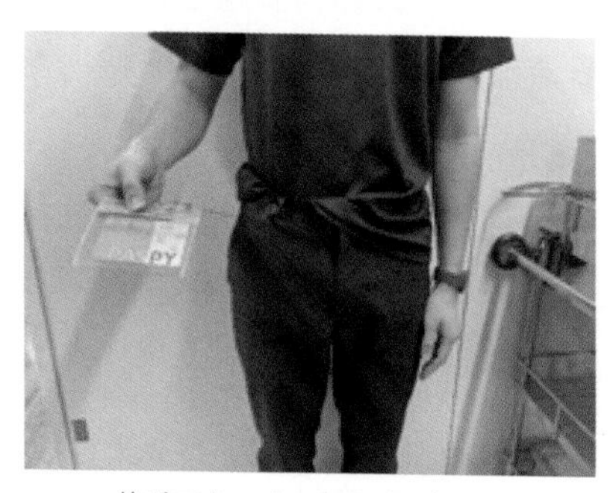
片手でタッチできるパスタッチ

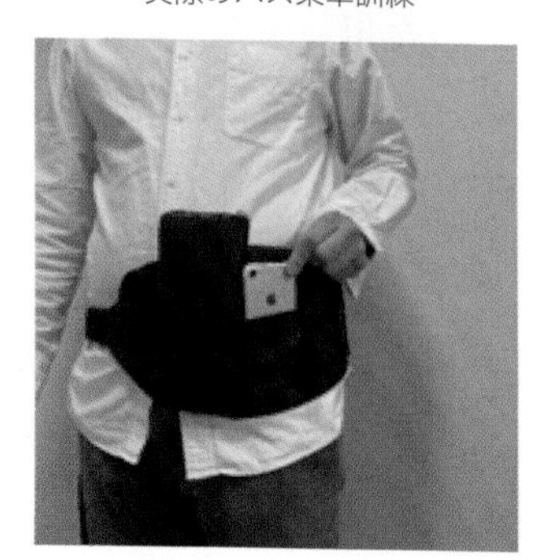
片手で財布が出しやすいウエストポーチ

図 2-60　外出：交通機関の利用訓練

買い物訓練

- 買い物は生活を維持するために必要不可欠な生活行為であり，購入物品のリスト作りや店までの移動，適切な物品の選択，運搬と移動，棚や倉庫への保管，予定通り購入したかなどがポイントになります（図 2-61）。

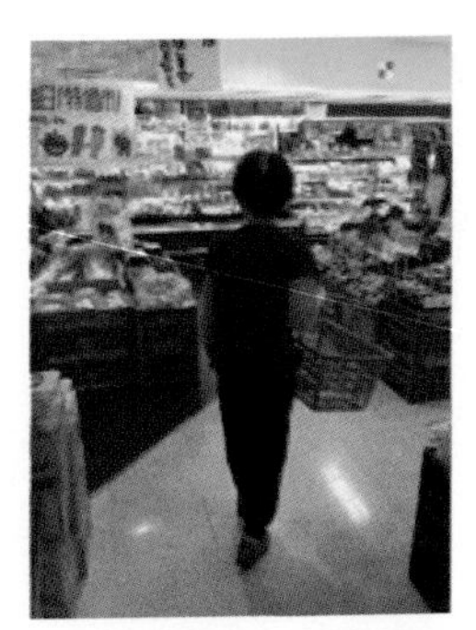

カゴを持った運搬訓練

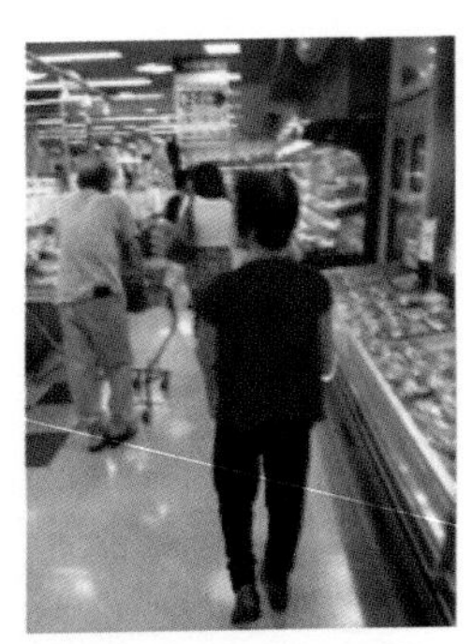

必要物品を探す訓練

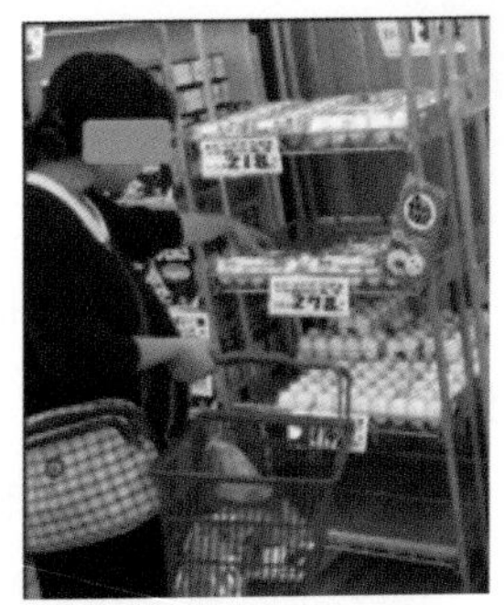

金額を確認する訓練

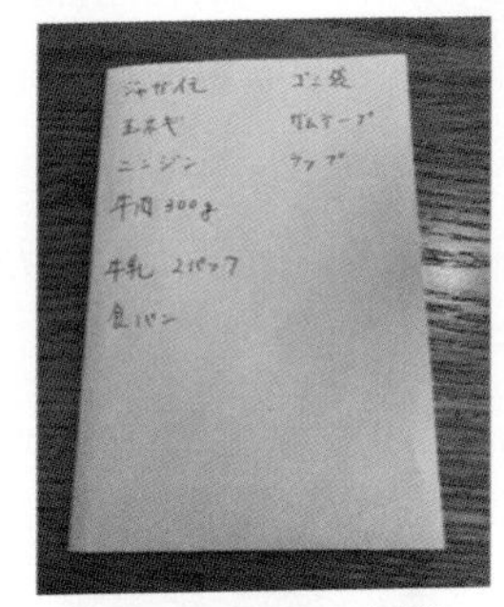

買い物リストの活用

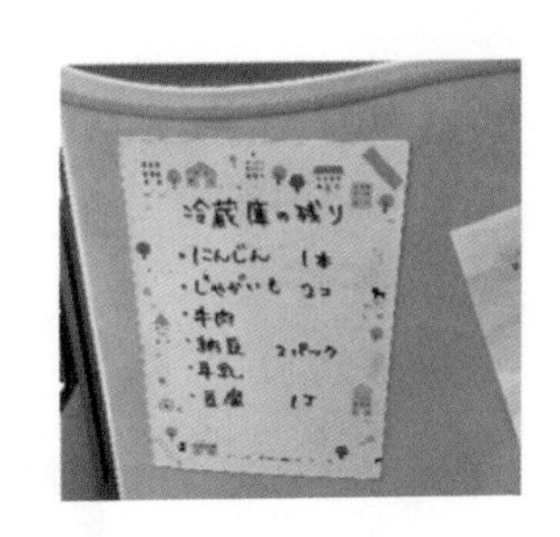

冷蔵庫内の管理

図 2-61　買い物訓練

- 買い物訓練は，施設内の売店から近くのコンビニ，交通機関を必要とするスーパーマーケットなど，利用する店によって所要時間や難易度は変わります。
- 買い物訓練では，購入物品のリスト作りや持っていく金額の決定，店までの移動方法の計画といった事前準備が非常に重要であり，一連の買い物訓練を行う際には疲労やトイレによって予想外に時間がかかることもあるため，時間の余裕を持った計画が必要となります。

買い物訓練の留意点

- 認知症の対象者では，途中で買い物を忘れる，同じものを多数買うこともあります。事前に自宅内の冷蔵庫や棚の中を一緒に確認して足りない物を購入物品リストに書いておくことが有用です。
- 歩行能力が低下している場合，カートや車いすの利用も検討します。自宅までの購入物品の運搬が困難な場合，宅配サービスの利用が役に立ちます。

服薬管理訓練

- 要支援・要介護高齢者の約9割が服薬管理に問題があると報告されており，健康を維持するためには飲み忘れや過剰服用を予防する必要があります。
- 服薬管理訓練は，対象者の認知機能や視力，手指巧緻性を評価した上で，内服薬の一包化などの管理方法の工夫や服薬カレンダーなどの活用，人的サービスによる代償と段階づけて実施します。

服薬管理訓練の留意点

- 主治医や薬剤師に相談して家族の声掛けが期待できる朝や夕に内服をまとめることや，通所サービスを利用している場合は昼にまとめるなどの内服回数の調整も重要です。
- 脳血管障害片麻痺では，薬包を固定する台や洗濯バサミを用いて薬包を立てて固定するとハサミで袋を容易に開けることができます。ピンチ力の低下や手指の変形などでピルアウトや袋を破ることが難しい場合，ピルアウトエイドが有効です（図 2-62)。

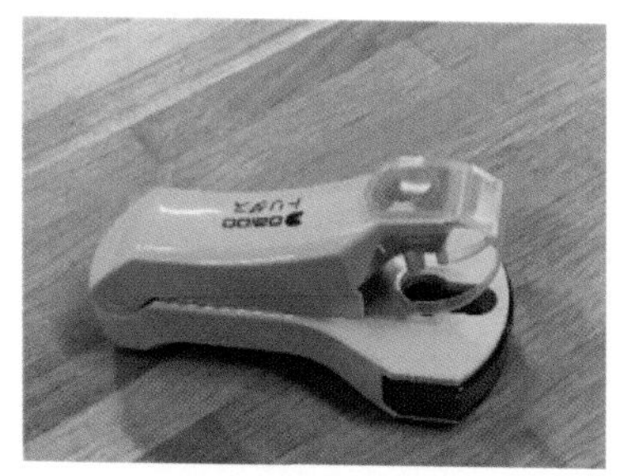

ピルアウトエイド

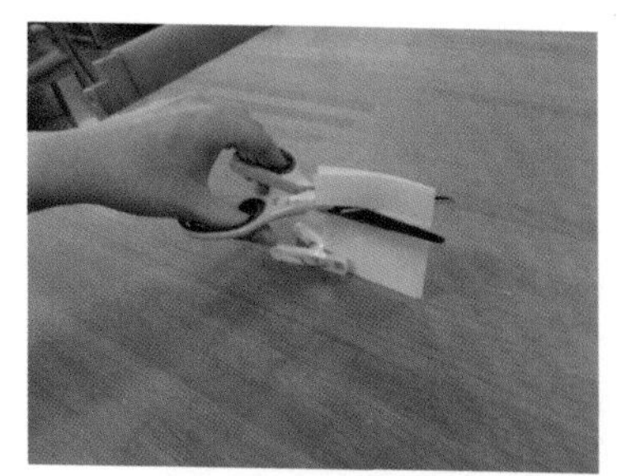

薬包を固定する工夫

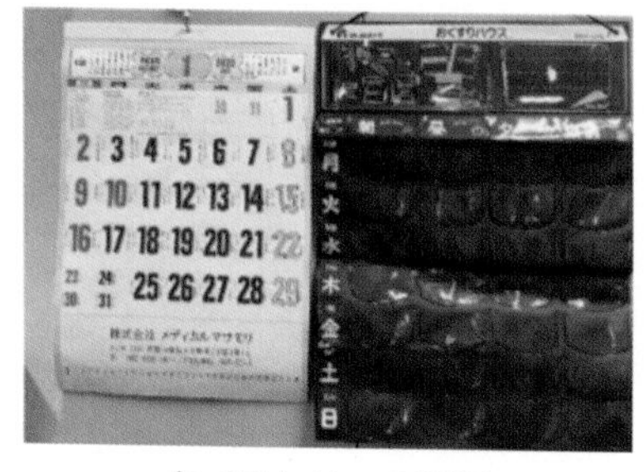

タペストリーの活用

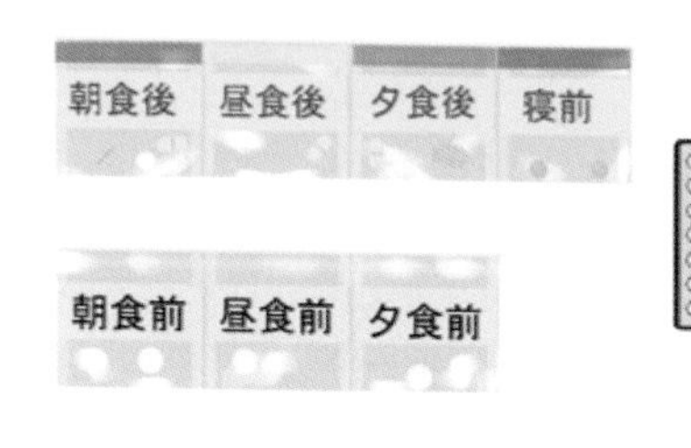

内服薬の一包化

図 2-62　服薬管理訓練

10　失語症に対する訓練

- 失語症とは，脳の損傷によって生じる後天的な言語障害をいいます。
- コミュニケーションに必要な「話す」，「聴く」，「読む」，「書く」の四つの側面において問題が生じます。
- ことばのやりとりの背景には意図や推論が含まれており，言語機能のほか，注意，記憶，遂行機能など多くの高次脳機能が必要です。

訓練方法

- 言語機能そのものの改善を目指す訓練法を表 2-7 に示します。
- 検査結果から，重症度や障害されている機能を評価し，訓練の内容を決めます。
- 実用コミュニケーション能力検査，重度失語症検査などから，実用面でのコミュニケーション能力，非言語性訓練の適応などを評価し訓練につなげます。
- 機能，能力に対する訓練，接し方や留意点に関する介助者への指導，対象者の心理面に対する援助を行います。
- １～２か月程度の間隔で検査を実施して訓練効果を評価し，必要であれば訓練目標や

表 2-7　言語機能の訓練法

【刺激促通法】
- 言語自体が失われたのではなく，アクセスの障害による機能低下を捉え，繰り返し適切な感覚刺激 (聴覚刺激など) を与えてブロックを取り去る方法
- 単語の聴理解：読解が比較的保たれている場合，音声と同時に文字を呈示し絵カード選択を行う。はじめに絵カードと漢字カードを同時に呈示し聞き取りを行い次第に漢字カードがなくても理解できるようにする。
- 呼称：語頭音や関連する言葉，文字などを呈示

【遮断除去法】
- ある様式の機能が遮断され作動できなくなっているとの考え方で，残存している良好な言語様式を前刺激として用い，ブロックを取り去る方法
- 呼称：漢字の音読と書字が比較的保たれている場合は，絵カードを見てその単語を漢字で書き，それを音読することで呼称に結び付ける。

【機能再編成法】
- 通常の言語機構とは関係のなかった方法を利用し機能の再編成を行う方法
- キーワード法による仮名文字訓練
- 喚語の際，音よりも文字の方が思い出しやすければ，まず頭の中で文字を想起し，それを手がかりに音を思い出すように促す。
- 身振りを手がかりに喚語を行う。

【認知心理学的アプローチ】
- 障害のプロセスを複数のモジュールで構成された情報処理システムとして捉える。
- 特定の技法はないが，症状の把握と訓練立案に使用される。

【特定の症状に対する訓練】
- 発語失行の訓練：構音運動の正しい構えや順序立てのプログラミングの障害を改善するため，運動パターンの獲得を目指す方法
  - ローゼンベックによる治療のための８ステップ法
  - 発声訓練，構音器官訓練（口唇・舌の運動），構音訓練（模倣，挨拶語などの自動的発話）から開始し，単語から文レベル，自由会話へと展開する。
- MIT(Melodic Intonation Therapy)：言語回復に右半球の機能を利用する方法。プロソディー要因を協調した表出方法を用いる。
  - 語句や文を決められたリズム，メロディーをつけて表出し，次第に自然な発話に近づける。

方法を変更します。

- 訓練効果が出にくい場合は言語機能のみの訓練に固執せず，描画やジェスチャーを用いた代償手段の使用など，実用的なコミュニケーション能力を高める訓練も取り入れます。
- 実用コミュニケーションの訓練では，活動レベルの訓練法を機能レベルの訓練と並行して早期から導入することもあります（表 2-8）。
- 障害が中等度の場合は，日常生活での自立を目指し，障害が重度の場合は，介助者とのコミュニケーションの確立が目標となり，その指導も必要です。
- 訓練の成果を上げるためには，対象者が主体的に取り組む必要があります。

表 2-8　活動レベルの訓練法

【VAT（Visual Action Therapy）】 • ジェスチャーを獲得するための段階的な訓練方法 • 1～3のレベルで構成されている。レベル1では，実物と絵のマッチングから始まり，実物の使用，ジェスチャーのデモンストレーション，ジェスチャーの理解・表出などからなる。 • 最終的には物品の絵だけで，ジェスチャー表出できるようにする。
【拡大・代替コミュニケーション（Augmentative & Alternative Communication; AAC）訓練】 • 言語以外の代償手段の獲得を目指す方法 • Yes/No 反応，ジェスチャー，描画，コミュニケーションノート，レーティング図（体調などをスケール上にポインティングする）
【コミュニケーション能力促進法 (promoting aphasics communicative effectiveness; PACE)】 • ①新しい情報の交換，②コミュニケーション手段の自由な選択，③会話における対等な役割分担，④情報伝達の成功度に基づいたフィードバックを治療原則とした方法 • 対象者と介助者が情報の発信者・受信者となり，発信者は絵カードの山の中から1枚取って，その絵が何であるかを言葉，ジェスチャー，絵などで説明し相手に想起させる。

＜失語症に対する訓練の留意点＞

- 訓練材料は重症度，ニーズ，病前の生活習慣や趣味などを考慮して選択します。
- 訓練の難易度は対象者の心理的状態，病前の書字習慣，課題の正答率などを考慮します。易し過ぎたり難し過ぎたりすると訓練意欲を失うことがあります。
- 難易度は，単語では低頻度語か高頻度語や音の数・種類（母音，両唇音など）により，文では文の長さや文法的な複雑さなどにより調整します。
- 訓練の形態には個人訓練，グループ訓練，自主訓練があり，個人訓練では，導入として一般的な会話から始め，リラックスして訓練に取り組めるようにします。難易度の異なる複数の課題を行い，最後はほとんど正答できるような慣れた課題を行い，成功感を味わって終えられるよう工夫します。
- グループ訓練は，実際に相互のコミュニケーションを行えるメリットがあり，他の対象者の様子を見ることで,自己の問題点に気付く場合もあります。グループの組み方は,機能障害の改善が目的であれば症状や重症度が比較的均一の方が実施しやすいとされます。

- 自主訓練には，録音した音声など機器を使うものと，書字や読解などプリントを使用するものがあり，対象者が自力で正答できるように難易度を設定します。自主訓練は退院後もひとりで訓練を続けていく習慣をつけるために重要です。

11 摂食嚥下障害に対する訓練

- 摂食嚥下障害は，摂食嚥下の動態を図 2-63 に示す 4 期に分けて考え，どの時期がどのように低下しているかによって対応が異なります。

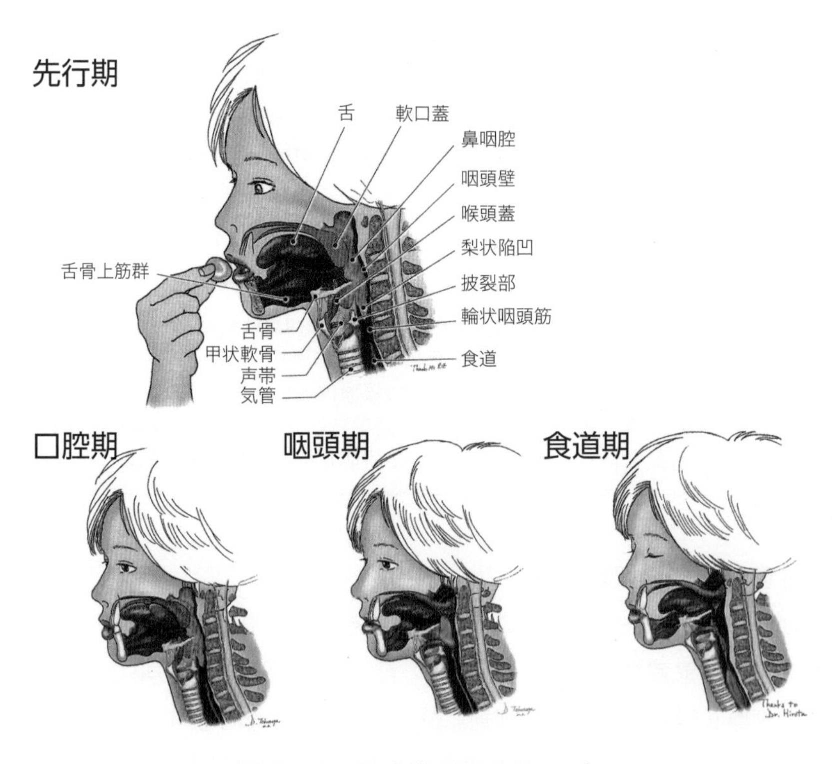

図 2-63 摂食嚥下の 4 期モデル

- 咬反射の有無の確認，歯牙の動揺の確認，咽頭反射や口腔顔面の麻痺の有無の確認，顔面や口腔器官の運動（運動範囲，スピード，巧緻性，左右差など）などを観察します。
- 効果的な訓練法の選定のためには，嚥下造影検査や嚥下内視鏡検査を用いることが望ましいですが，簡易的スクリーニング検査として，反復唾液嚥下テスト（Repetitive Saliva Swallowing Test；RSST），改訂水飲みテスト（Modified Water Swallow-

ing Test; MWST)，フードテストなどがあります。

- 反復唾液嚥下テストは最も簡易なスクリーニング検査で，対象者の舌骨・喉頭隆起に指腹を当て，可能な限り唾液嚥下の繰り返しを指示します。甲状軟骨の挙上を確認し，30 秒で 3 回以上できれば正常とします。長所は物品を必要とせず簡便で安全なこと，短所は指示に従えないと実施できないことです。
- 改訂水飲みテストは 3 mL の冷水をシリンジで口腔底に注入し，指示のもとに嚥下させます。評価基準を表 2-9 に示します。

表 2-9　改訂水飲みテストの評価基準

1. 嚥下なし，むせる and/or 呼吸切迫
2. 嚥下あり，呼吸切迫
3. 嚥下あり，呼吸良好，むせる and/or 湿性嗄声
4. 嚥下あり，呼吸良好，むせなし
5. 4 に加え，反復嚥下が 30 秒以内に 2 回可能

訓練方法：間接訓練

- 摂食嚥下機能の評価を行った上で，直ちに経口摂取が困難な場合は間接訓練を開始します。
- 間接訓練は，食物を用いずに機能や運動の協調性を改善させます。
- 生活期では，早期に発見し予防を行う視点も重要であり，在宅ではスタッフ以外の介助者により摂食嚥下訓練が継続されることもあります。
- 短時間で簡便にできる訓練の提案やケアプランへの記載などを個別に調整します。
- 負荷が大きくなる場合は高血圧，循環器疾患に注意が必要です。

＜口腔領域の可動域訓練（図 2-64）＞

- 舌の運動を指示し，到達点で 1 ～数秒間保持しその後脱力を指示します。
- 可動域が不十分となる場合は徒手的に介助を行います。
- 運動の反復は各 5 ～ 10 回を目安とします。
- 鏡や綿球を使用し，視覚的・触覚的フィードバックにより，目標到達点を明確に示します。

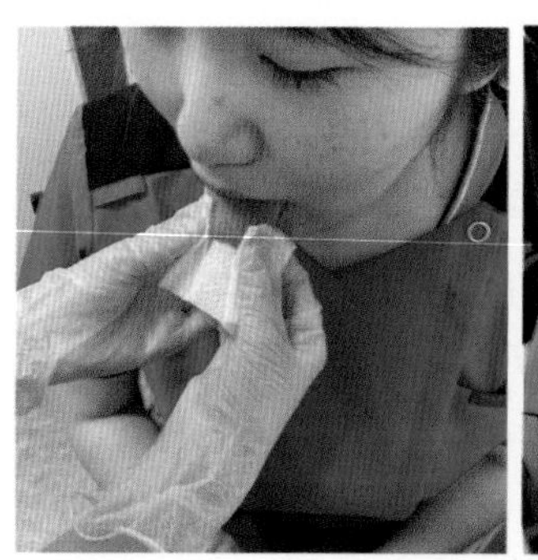
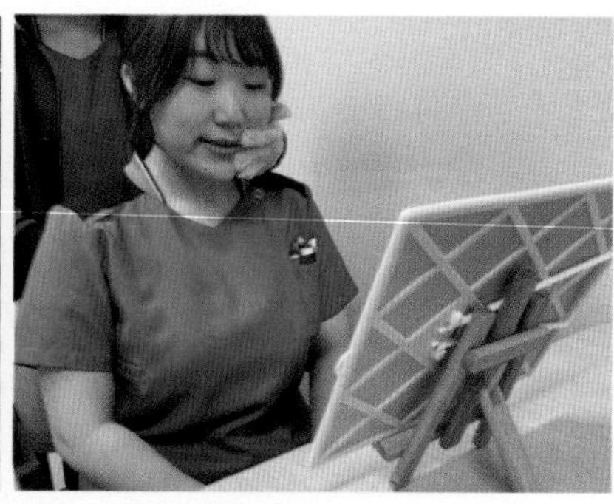

図 2-64　口腔領域の可動域訓練

- 舌の緊張が高い場合は，舌のマッサージや他動的に舌を引き出すストレッチを行います。
- 顔面麻痺を認める場合，健側の運動を抑制して患側の運動を集中的に行う方法が有効です（constraint-induced movement therapy; CI therapy）。

<口唇の筋力増強訓練（図 2-65）**>**

- 舌圧子やストローを口唇で挟んで保持する方法や，ストローを押しつぶす方法，徒手的口唇閉鎖抵抗訓練で口唇の筋力増強を図ります。
- 負荷をかけて，5 ～ 10 回運動を反復し，6 ～ 10 秒運動を持続します。
- 訓練回数，秒数は徐々に増やしていきます。
- 緊張が低い場合は口輪筋，頬筋に対して振動刺激やタッピングにより緊張を高めます。

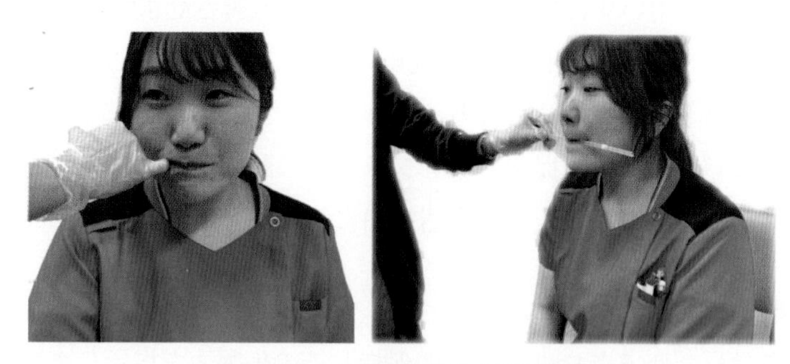

図 2-65　口唇の筋力増強訓練

<舌の筋力増強訓練（図 2-66）**>**

- 舌背挙上訓練，舌尖挙上訓練ではスプーンの背や指で抵抗を与え，舌を挙上する運動や，綿球を舌背と舌で押しつぶす訓練があります。
- トレーニング用具（ペコパンダ®）が市販されており，対象者の舌の筋力に応じて負荷量を５段階で調節できます。
- 訓練回数は５～ 10 回連続 ,６～ 10 秒持続を目安とし，数回に１回嚥下運動を行います。

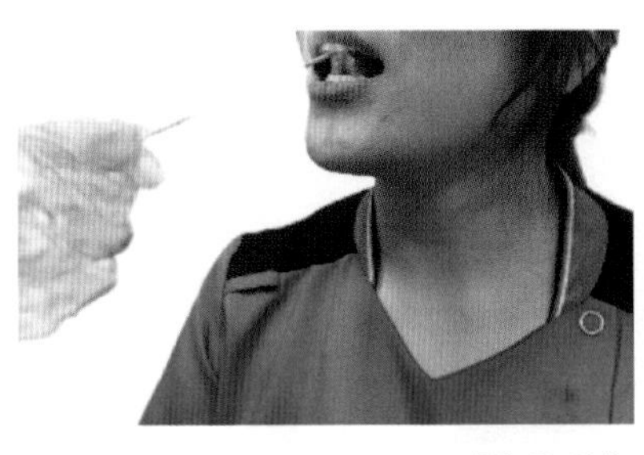
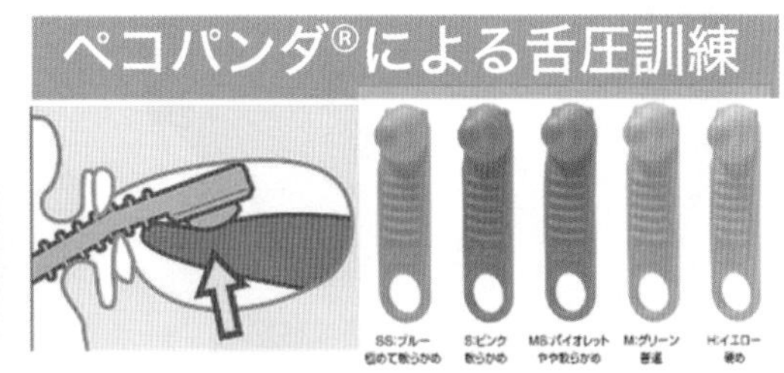

図 2-66　舌の筋力増強訓練

＜協調性訓練（図 2-67）**＞**

- 綿棒を舌背後方へのせ，左右の歯列へ交互に動かします。
- 慣れてきたら下顎の上下運動と組み合わせます。
- ガーゼに包んだガムを用いる方法もあります。

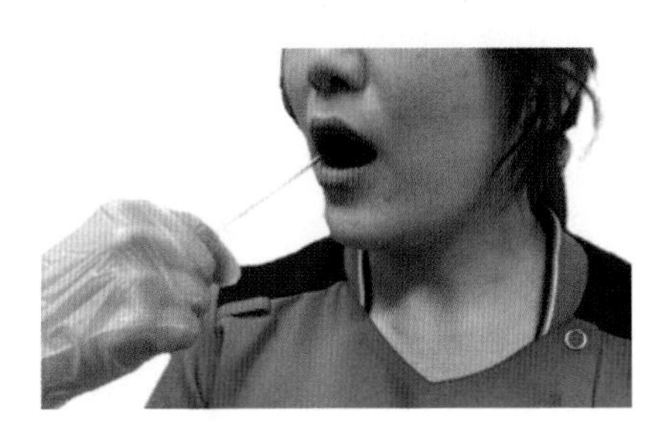
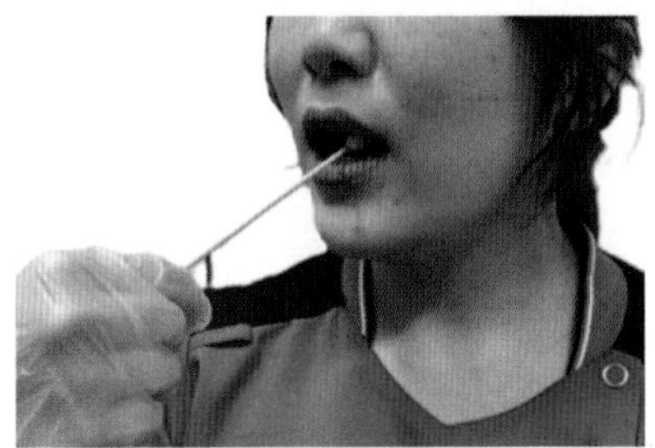

図 2-67　舌の協調性訓練

＜舌骨上筋群の筋力増強訓練（図 2-68）**＞**

- 舌骨上筋群は，顎舌骨筋，顎二腹筋，オトガイ舌骨筋，茎突舌骨筋の総称で嚥下や開口動作に作用します。
- 頭部挙上訓練（シャキア法）は，仰臥位で肩をつけたままつま先を見るように頭部を挙上する等尺性運動です。1 分実施，1 分休憩で 1 日 3 セット行います。また，同様の頭部挙上（上げ下げ）を 30 回繰り返す等張性運動を 1 日 3 セット行います。
- 頭部挙上訓練は有効ですが，原法では負荷が大きく，円背姿勢では臥位の保持が困難なので，負荷量を個々に合わせて調節する方法や座位で行う抵抗運動も行います。
- 嚥下おでこ体操では，前額部を手掌に当て臍部をのぞき込みながら手掌を上方に向けて押します。
- CTAR（Chin tuck against resistance exercise）では，顎と胸骨の間にゴムボールを挟み，ゴムボールを顎と胸骨で締め付けます。
- ジョーオープニングエクササイズ（Jaw opening exercise）は，最大開口位を 10 秒間保持し 10 秒間休憩し，5 回繰り返すことを 1 セットとして 1 日 2 セット実施します。

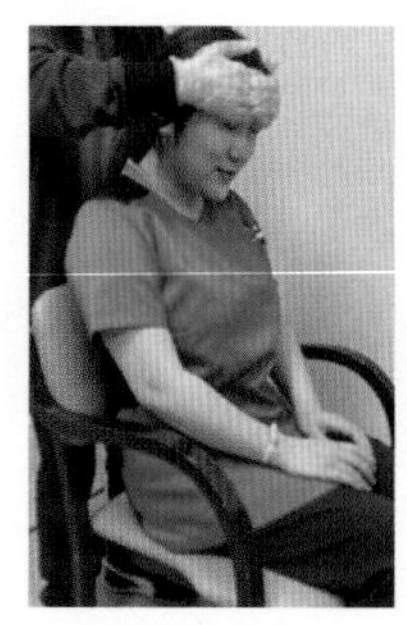 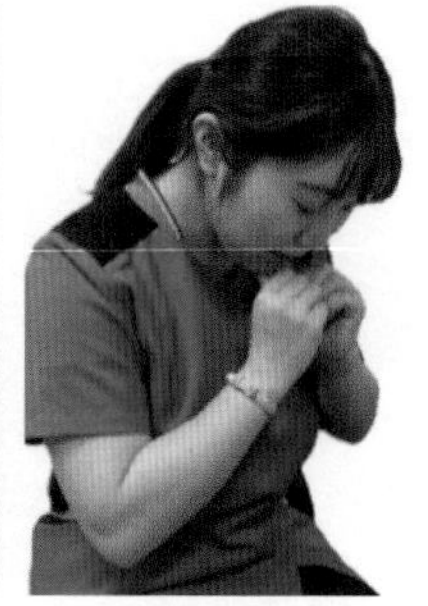 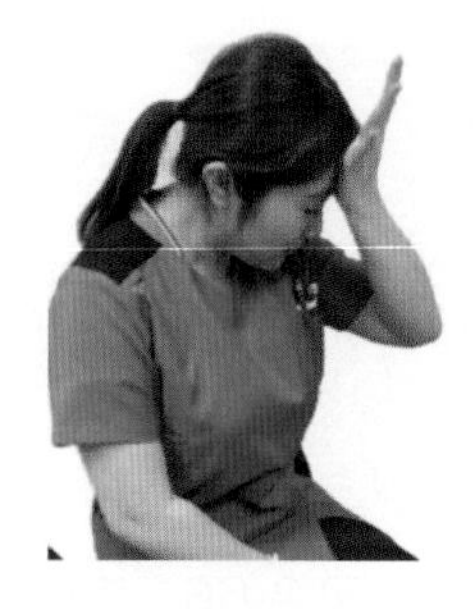 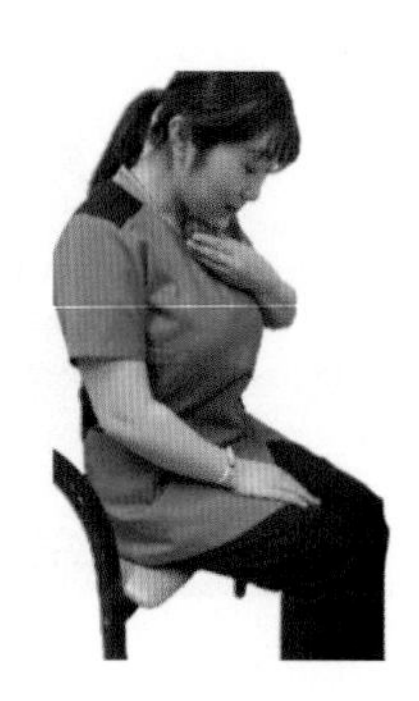

図 2-68　舌骨上筋群の筋力増強訓練

<声門閉鎖訓練（図 2-69）**>**

- 手で壁や机を強く押しながら，または椅子に座り肘かけや座面を押しながら，強く声を出します（プッシング）。
- 椅子に座り両手で座席の側面をつかみ，椅子を引き上げながら大声で１～10まで発声します。
- ２セットを１日４回実施します。

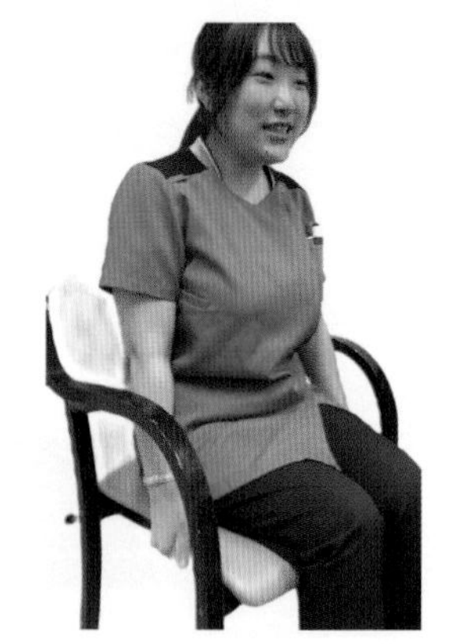

図 2-69　声門閉鎖訓練

<咽頭収縮訓練（図 2-70）**>**

- 前舌保持嚥下訓練：挺舌した舌を上下切歯で軽く保持したまま空嚥下します。６～８回１セットとし，挺舌位を漸増し負荷を上げます。
- 舌根後退訓練：挺舌した状態でガーゼで舌先をつかみ前方へ引っ張ります。抵抗に抗して後退運動を６～10 秒持続させ，５～６回連続で反復します。数回に１回嚥下運動を行わせることが有効です。

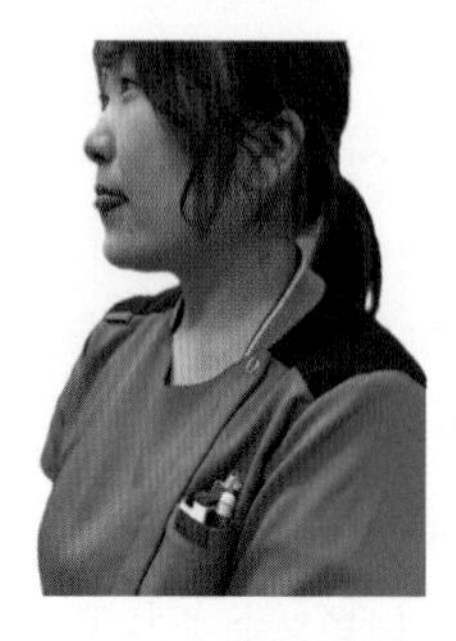 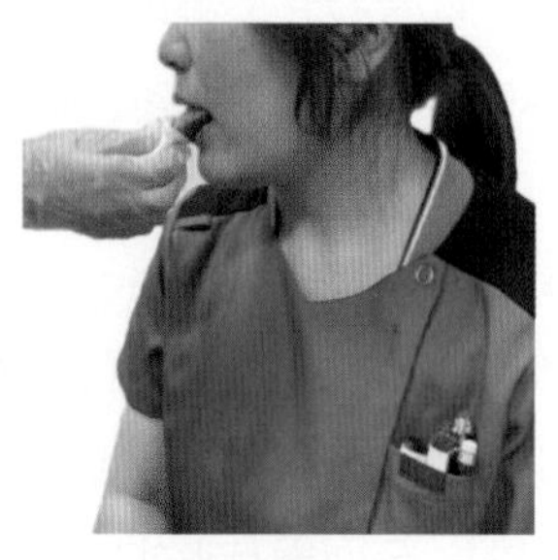

図 2-70　咽頭収縮訓練

<食道入口部拡大訓練>

- メンデルソン手技は，舌骨喉頭挙上と咽頭収縮がピークに達した時点で嚥下を一時停止するよう（嚥下時に，のどぼとけが最も高い位置に保つよう）指示し，この状態を数秒間保った後，力を抜いて嚥下前の状態に戻すように指示します。はじめは介助者が手を添えて喉頭挙上を介助します。

<呼気筋トレーニング（図 2-71）>

- 呼気筋の訓練では最大呼気筋力を改善させ咳嗽能力向上を目的に実施します。
- ペットボトルを使用した方法や吹き戻しを用いた方法があります。
- トレーニング用具（長息生活®）が市販されており，レベル 0，1，2，Max の 4 段階の負荷強度があり，呼気筋力に応じて選択できます。

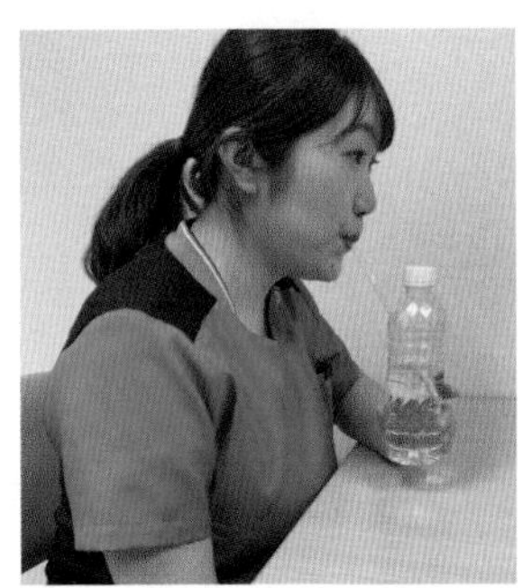

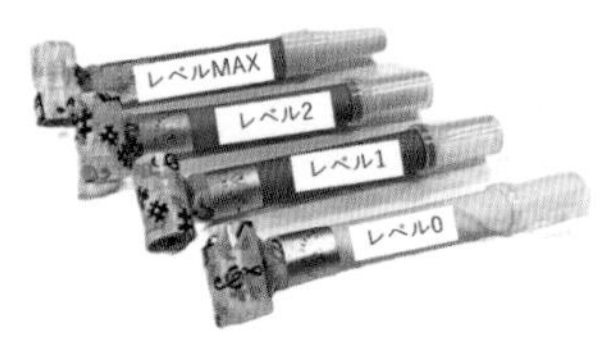

図 2-71　呼気筋トレーニング

訓練方法：直接訓練

- 直接訓練は，食物を用いて実際に食べることにより摂食嚥下機能を高める訓練です。
- 摂食嚥下機能の評価を行った上で，水分や食物を使用した訓練が可能な場合は直接訓練を開始します。
- 誤嚥（食物が気管に入ること）や窒息など深刻な問題を引き起こす恐れもあり，リスク管理が重要です。
- 生活期では常に「生活」という視点を持つことが重要で，実際の食事場面を総合的に評価して，身の回りにあるものの利用や家族の状況などを考慮します。
- 実際に食事に関わる介助者と情報共有し，多職種で関与するのが適切です。

<段階的摂食嚥下訓練>

- 個々の障害の程度に合わせ，姿勢や食物形態，摂取方法，一口量などの条件をスモールステップで難易度を高めながら機能改善を目指します。
- レベルを上げる際には，発熱の有無，呼吸状態，呼吸音，胸部単純 X 線写真，喀痰量，咳の有無などの全身状態を観察します。

- トラブルが生じた場合の原因が分からなくなるため，複数の条件を同時に変更しないことが重要です。
- 食物形態・とろみの段階は，日本摂食嚥下リハビリテーション学会「嚥下調整食分類2021」を参照してください（表2-10，2-11）。
- 生活期では，段階に応じて市販の介護食やスーパーなどで購入できる食品に少し手を加えて物性を整えれば，身近な食品も活用できます。

表2-10　日本摂食嚥下リハビリテーション学会「嚥下調整食分類2021」（食事）

コード【1-8項】		名称	形態
0	j	嚥下訓練食品0j	均質で，付着性・凝集性・かたさに配慮したゼリー 離水が少なく，スライス状にすくうことが可能なもの
	t	嚥下訓練食品0t	均質で，付着性・凝集性・かたさに配慮したとろみ水 （原則的には，中間とろみあるいは濃いとろみのどちらかが適している）
1	j	嚥下調整食1j	均質で，付着性・凝集性・かたさ，離水に配慮したゼリー・プリン・ムース状のもの
2	1	嚥下調整食2-1	ピューレ・ペースト・ミキサー食など，均質でなめらかで，べたつかず，まとまりやすいもの。スプーンですくって食べることが可能なもの
	2	嚥下調整食2-2	ピューレ・ペースト・ミキサー食などで，べたつかず，まとまりやすいもので不均質なものも含む。スプーンですくって食べることが可能なもの
3		嚥下調整食3	形はあるが，押しつぶしが容易，食塊形成や移送が容易，咽頭でばらけず嚥下しやすいように配慮されたもの。多量の離水がない
4		嚥下調整食4	かたさ・ばらけやすさ・貼りつきやすさなどのないもの。箸やスプーンで切れるやわらかさ

（日本摂食嚥下リハビリテーション学会嚥下調整食分類2021より一部抜粋）

〈食品選定のポイント〉

コード0：重度の症例。咀嚼を要さない。ゼリー丸呑みで誤嚥する場合や口中で溶けてしまう場合は，0jよりも0tが適している。

コード1：咀嚼・食塊形成能力が低く，誤嚥のリスクもあるが，咽頭通過に適した物性の食塊であれば嚥下可能な状態。

コード2：咀嚼能力は不要でも，口に入れたものを広げずに送り込む能力をある程度有する状態。

コード3：舌と口蓋間の押しつぶしが可能で，食塊形成や送り込む能力をある程度有し，誤嚥せず嚥下できる幅が広い状態。

表 2-11 日本摂食嚥下リハビリテーション学会「嚥下調整食分類 2021」（とろみ）

	段階 1 薄いとろみ【III -3 項】	段階 2 中間のとろみ【III -2 項】	段階 3 濃いとろみ【III -4 項】
英語表記	Mildly thick	Moderately thick	Extremely thick
性状の説明（飲んだとき）	「drink」するという表現が適切なとろみの程度 口に入れると口腔内に広がる液体の種類・味や温度によってはとろみがあまり気にならない場合もある 飲み込む際に大きな力を要しない ストローで容易に吸うことができる	明らかにとろみがあることを感じ，かつ「drink」するという表現が適切なとろみの程度 口腔内での動態はゆっくりですぐには広がらない 舌の上でまとまりやすい ストローで吸うのは抵抗がある	明らかにとろみが付いていて，まとまりがよい 送り込むのに力が必要 スプーンで「eat」するという表現が適切なとろみの程度 ストローで吸うことは困難
性状の説明（見たとき）	スプーンを傾けるとすっと流れ落ちる フォークの歯の間から素早く流れ落ちる カップを傾け，流れ出た後には，うっすらと跡が残る程度の付着	スプーンを傾けるととろとろと流れる フォークの歯の間からゆっくりと流れ落ちる カップを傾け，流れ出た後には，全体にコーティングしたように付着	スプーンを傾けても，形状がある程度保たれ，流れにくい フォークの歯の間から流れ出ない カップを傾けても流れ出ない（ゆっくりと塊となって落ちる）

（日本摂食嚥下リハビリテーション学会嚥下調整食分類 2021 より一部抜粋）

＜嚥下促通法＞

- 冷圧刺激法は，凍らせた綿棒，冷やした間接喉頭鏡，舌圧子，スプーンなどを用い口腔咽頭境界または口蓋弓に対して冷刺激を行います。食べ始めに起こりやすい誤嚥防止策としての食前準備運動や，口の中に食物を溜めたまま嚥下運動が起こらない対象者に対する嚥下誘発法としても有効です。
- Kポイント刺激法は，食物を口に入れても送り込みや嚥下反射が起きない対象者に対し，スプーンや舌圧子，アイスマッサージ棒を入れてKポイント（臼後三角後縁のやや後方のうち側面，図 2-72）を刺激すると咀嚼運動や嚥下反射を誘発できる方法です。偽性球麻痺のある対象者には有効であり，球麻痺の対象者には効果がありません。Kポイントの部位を正確に触れ，刺激の際に強い力で圧迫しないように注意します。

図 2-72 Kポイント

<代償嚥下法>

- 姿勢による調整などで，食べ物の流れを容易にし，嚥下障害の症状を改善させる方法です。
- 頭部屈曲（顎引き）は，顎を引くことで舌骨と喉頭蓋が押されて咽頭腔を狭め，喉頭蓋谷の残留を減らし誤嚥を防止できます。
- 頚部屈曲（前屈）は，へそを覗き込むように頚椎を緩やかに屈曲し，前頚部の緊張を緩めて誤嚥を防止します。
- 体幹角度調整（リクライニング位）は，体幹を後方へ傾けることで食塊を送り込みやすくし，誤嚥を軽減ないし防止します（図 2-73）。頚部は伸展しないよう注意し，利用者にとって適正な体幹角度を設定します。また，生活環境に合わせて座いすやクッションなどでも調整します（図 2-74）。

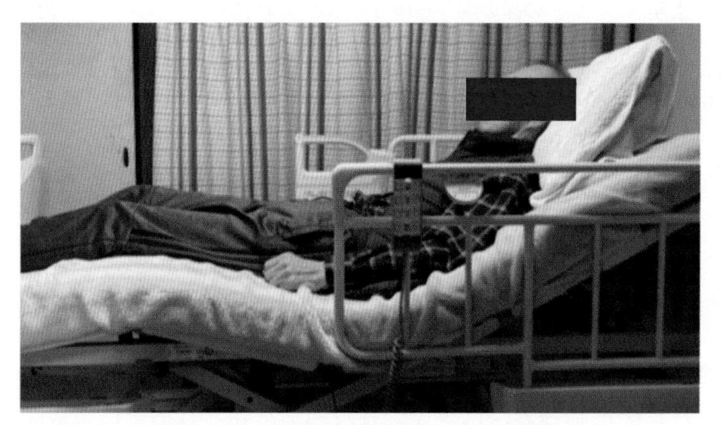

図 2-73　体幹角度調整（ベッド上）

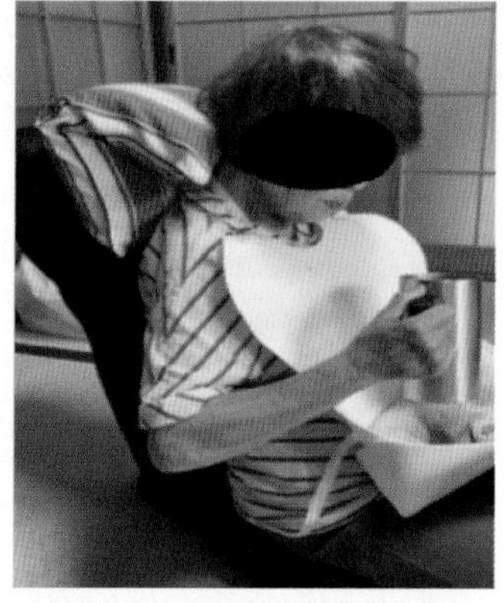

図 2-74 体幹角度調整（座椅子・クッション）

- 頚部回旋（横向き嚥下）は，咽頭機能の悪い側（患側）に頚部を回旋し嚥下することで，食塊を非回旋側へ誘導し，誤嚥や咽頭残留を軽減ないし防止できます。目的別に２通りに分類されます。嚥下前頚部回旋は嚥下前から頚部を回旋させて非回旋側の梨状窩に食塊を誘導します。嚥下後頚部回旋は嚥下後の梨状窩残留を除去するために，非残留側に回旋し空嚥下を行います。
- 健側傾斜姿勢は，咽頭機能の悪い側の肩，背中，殿部などにクッションやバスタオルなどを入れて高くし，咽頭機能のよい側に食物を誘導し嚥下することで誤嚥や咽頭残留を防止する方法です（図 2-75）。
- 側臥位（一側嚥下）は，咽頭機能の悪い方を上にし，頭頚部を患側に回旋することにより食塊を誘導します。健側傾斜姿勢よりも側臥位の方が食塊を一側へ集める効果は高くなりますが，患側を下にすることで痛みや疲労が生じやすくなります。

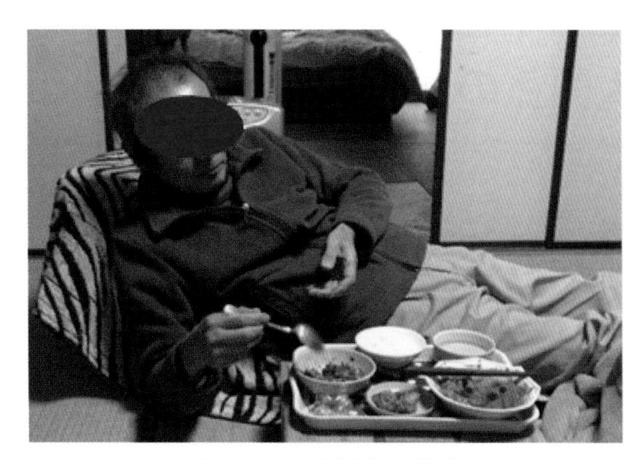

図 2-75 健側傾斜姿勢

<嚥下手技>

- 嚥下を意識しながら行うと，嚥下運動が確実になり，誤嚥や咽頭残留が軽減されると考えられています。「嚥下の意識化」といいます。具体的には，テレビを消すなど食事に集中できる環境を整え，「はい，飲みましょう」などと声かけをします。
- 息こらえ嚥下は，嚥下前に意識的に息を止めて嚥下する方法です。飲食物を口に入れたら鼻から大きく息を吸って息をこらえた状態で嚥下し，嚥下後に口から勢いよく息を吐きます。
- 息こらえ嚥下は気道の閉鎖により誤嚥を防ぐとともに，声門上の残留物を喀出する効果があります。嚥下直前や嚥下中にむせや誤嚥が起こりやすい場合に有効で，食べ始めや，摂食中に行う場合は症状に応じて毎回の嚥下ごとか数回の嚥下ごとに行うと効果的です。
- 交互嚥下とは，異なる物性（水と固形物など）を交互に嚥下することで口腔内や咽頭の残留物を除去して嚥下後誤嚥を予防するものです。食事の最後にお茶などの水分やゼリーで終了します。
- 複数回嚥下は，一口につき複数回嚥下することで咽頭残留物を除去し，嚥下後の誤嚥を予防する方法です。口腔・咽頭知覚低下の場合は，本人の咽頭残留感がないため注意が必要です。
- 一口量の調整では，スプーンの大きさや形状を調整することで一口量を適切にして誤嚥や咽頭残留を軽減します。

12 対人関係のための訓練

- 対人関係は，状況に見合った中で，社会的に適切な方法で他者と関係を持つことを指し，「人に話しかける」「会話を続ける」「自分の考えや気持ちを伝え共感を表す」などの要素があります。
- 対人関係訓練の主な対象は，認知症や高次脳機能障害，精神疾患の影響で対人関係の構築・維持が困難な場合です。

訓練方法

- 対人関係訓練では，「困ったときの相談」や「感謝を伝える」といった課題のロールプレイを行う個別訓練，標準化された社会生活機能訓練（Social Skills Training: SST），小グループを設定して対人交流を促す集団訓練があります（図2-76）。
- 集団訓練では円滑な対人交流を促すため，気が合いそうな対象者同士を隣の席に配置したり，同じ作業をしているテーブルを作ること，介助者が共通の話題を振って雑談をファシリテートすることが必要です。

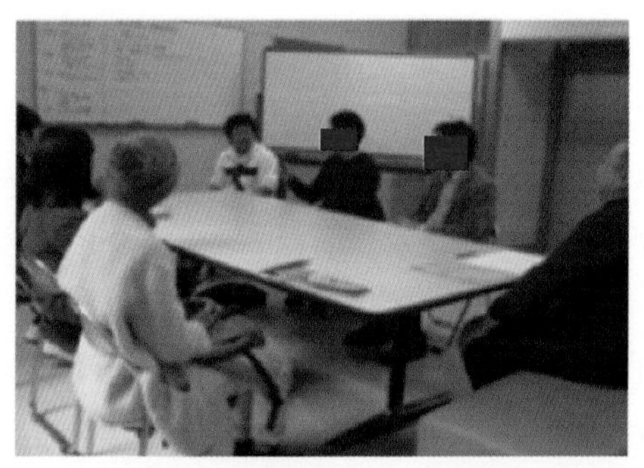

社会生活機能訓練（SST）

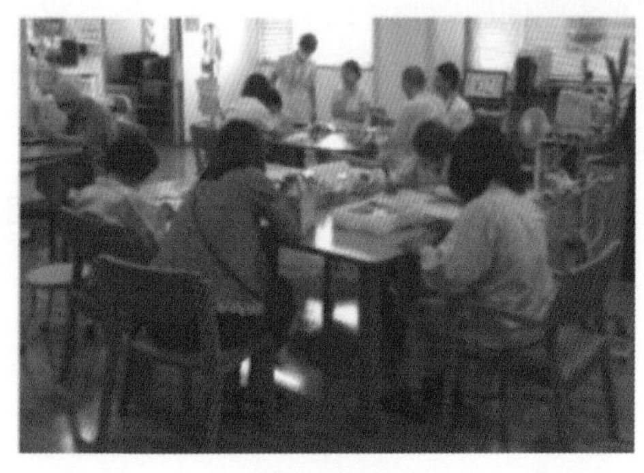

集団交流

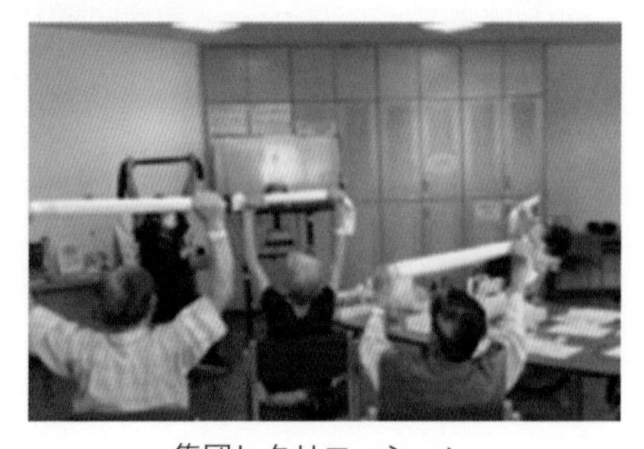

集団レクリエーション

図2-76　対人関係訓練

実施上のリスク管理

- 認知症患者や高次脳機能障害の対象者では，一方的に話し続けること，同じ話題を繰り返すこと，急に攻撃的な言動をすることがあり，対人トラブルが起こることがあるため，席の配置やグループの設定には配慮が必要です。

13 余暇活動のための訓練

- 余暇活動訓練は，対象者の趣味活動・外出・対人交流などが含まれます。それらに必要な心身機能を向上させ，環境因子の調整を図ります。そして，個人の活動や社会での活動場面を確保し，生きがいのある生活につなげます。
- これまでできていた活動が中断を余儀なくされている場合が訓練の対象となります。
- 対象者が病前に行っていた趣味活動が再び行えるようになるための「目的としての支援」があります。また，活動量や心身機能の維持・向上や活動的な生活習慣の確立，生きがいの創出，日常生活に新たに趣味活動を取り入れるなどの「手段としての支援」があります。
- 趣味や楽しみにしていた活動，興味・関心を対象者や関係者から聴取します。
- 客観的評価として，「NPI 興味チェックリスト（neuropsychiatric institute interest checklist）」，「興味チェックリスト改訂版」，「興味チェックリスト日本版・高齢者版」，「興味・関心チェックシート」などがあります。

訓練方法

- 「目的としての支援」の場合，目的とする趣味活動を分析し，対象者の心身の機能や構造，能力との照合を行い，必要な支援や環境調整を行います（図 2-77）。
- 「手段としての支援」の場合，維持・向上させたい機能や能力，対象者の嗜好などを考慮し，適した種目を選定し，導入します。
- パラスポーツやピアサポートグループ活動など，新たな活動についての情報提供や体験の場を設けます。

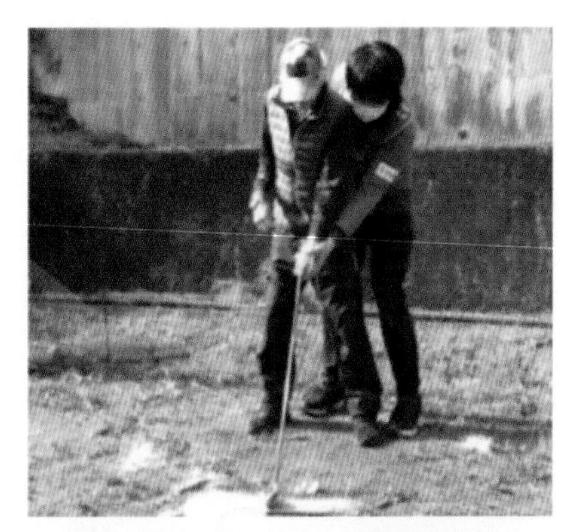

趣味活動（ゴルフ）の再獲得訓練

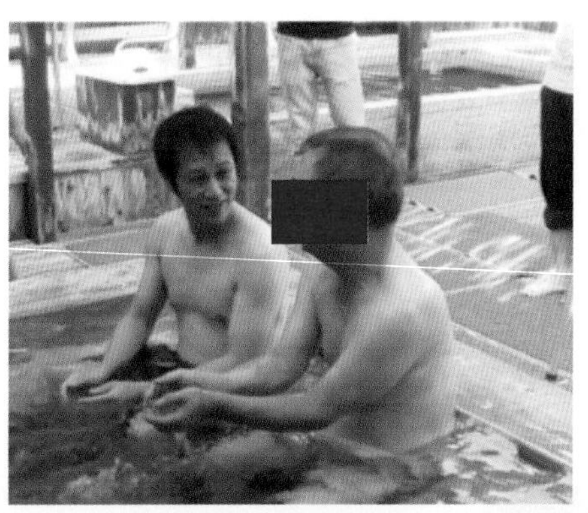

温泉での入浴訓練

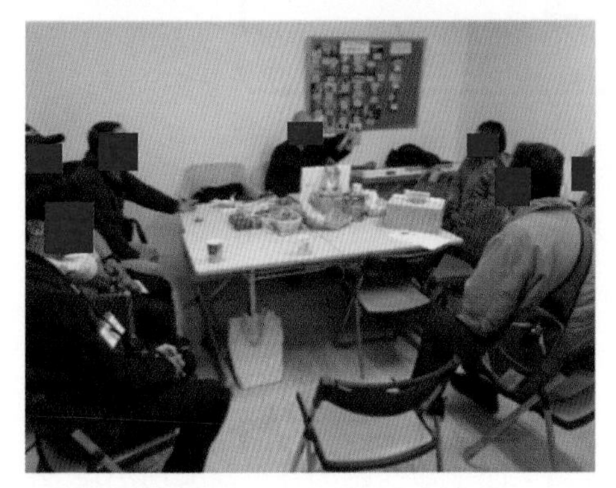

ピアサポートグループ支援

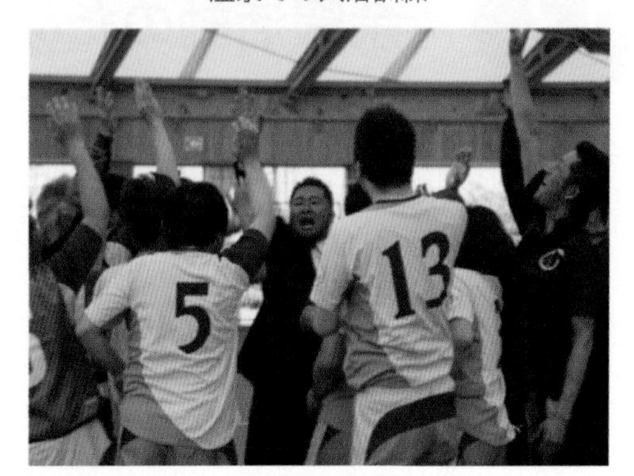

パラスポーツでのサポート

図 2-77　余暇活動訓練

第3章 リハビリテーション手法に役立つ知識

1 装具の種類と使用法・管理法

装具の種類（図 3-1）

- 四肢や体幹の機能障害の軽減のために用いられるものを装具といいます。
- 生活期で用いられる主なものとして，下肢装具（下肢の麻痺や変形を矯正し，関節の動きを制御することで立位や歩行を容易にするもの），体幹装具（腰椎や胸椎の固定・保持を行うもの）などがあります。
- 下肢装具は膝より下の短下肢装具が足関節の変形の矯正や可動域の制限・制動の目的でよく用いられます。
- 長下肢装具は膝関節と足関節の制御を目的とし，主に訓練用として用いられます。
- 短下肢装具はプラスチックを主体としたものが多く，金属支柱のものはより強い支持性と調節性を有します。膝装具として軟性のものも使用されます。
- 原疾患として最も多いものが脳血管障害であり，そのほかに外傷，変形性関節症，脊椎疾患，ポリオなどがあります。
- 装具の種類によって耐用年数が定められています。

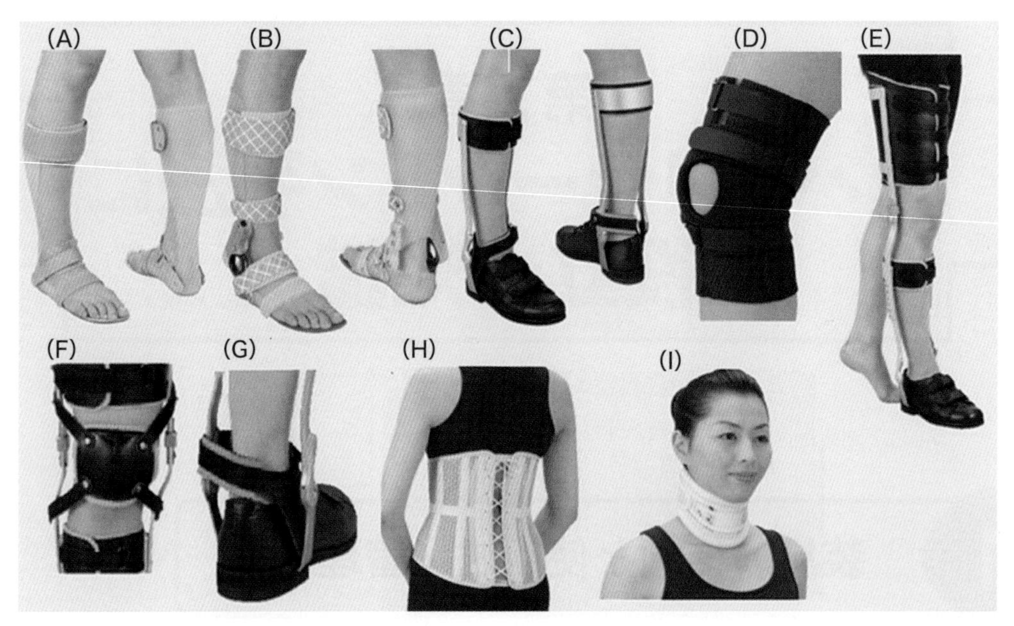

図 3-1　主な装具

(A)短下肢装具 プラスチック製（足継手なし），(B)短下肢装具 プラスチック製(足継手あり)，(C)短下肢装具 金属支柱タイプ，(D)軟性膝装具，(E)長下肢装具 金属支柱タイプ，(F)膝当て，(G)T ストラップ，(H)腰椎装具 軟性，(I)頚椎装具 カラー

装具の使用法

＜装着方法＞

- 下肢装具は，まず足部を装具に入れ，足関節を中間位として足底・かかとを装具にしっかり密着させ，足関節のベルトからしっかり締め（図 3-2A），足部，下腿部，大腿部

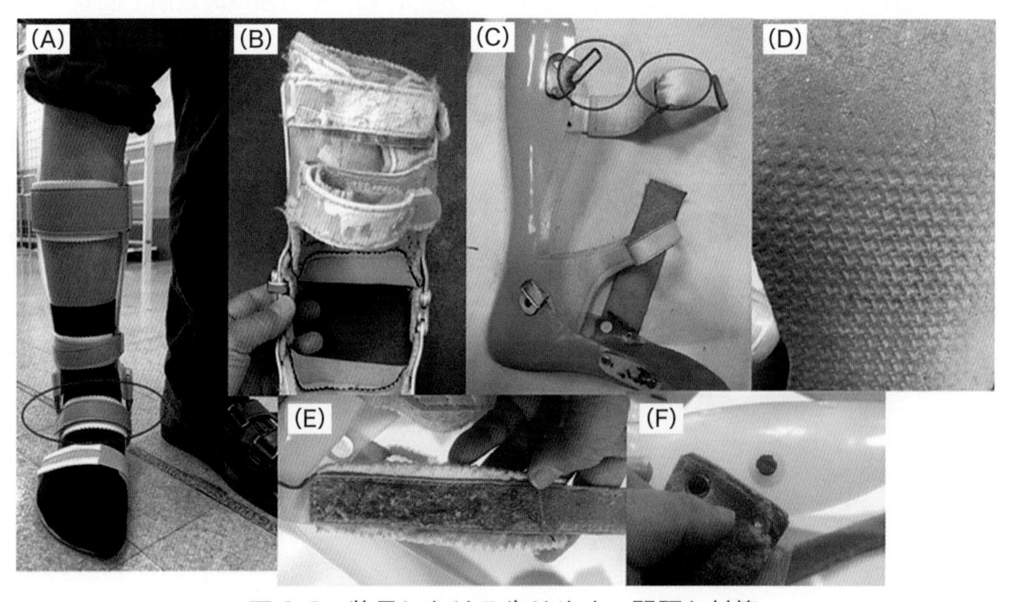

図 3-2　装具における生じやすい問題と対策

(A)短下肢装具の装着(赤丸が足関節ベルト)，(B)経年劣化したベルト，(C)変形したベルトとカン(赤丸部)，(D)摩耗した足底の滑り止め，(E)劣化したベルト，(F)リベットからはずれたベルト

の順に締めます。

- 金属支柱装具で内反足矯正用のTストラップ（図3-1G）が付属している場合は，ストラップが外果（足関節外側の骨突起）の上を抑え，締めることで内反足が矯正されるかどうかを確認します。
- 自己装着が可能な場合では適切に装着されているかどうか確認します。また，同居家族やケアスタッフが装着する場合には，正しい装着方法を伝える必要もあります。

＜管理方法＞

- プラスチック製装具や金属支柱装具の場合は特別な手入れを必要とせず，使用前に異音やグラつきなどがないか留意します。
- 軟性装具の場合，汚れがひどい場合は手洗いし陰干しすることができます。

生じやすい問題と対策

＜創傷，疼痛＞

- 装着方法が不適切で装具内でずれが生じることが原因となることがあるため，正しい装着方法を指導する必要があります。
- 浮腫のため下腿部などに装具の縁が強く食い込むことがあるため，原因となる疾患の治療状態，体重の著しい変動がないかを確認します。
- 痙縮の悪化で関節の変形が進行すると装具が強く当たるようになり，傷や痛みの原因となることがあります。特に外果によく見られます。疼痛が持続する場合は微調整や再製作が必要となるため，医師・義肢装具士に相談することが必要です。

＜不適合＞

- 浮腫や関節の変形が原因となることや，適切な装着方法が取られていないことが原因となります。
- 医師・義肢装具士に相談します。

＜不使用＞

- 創傷，疼痛，不適合，破損などで装具使用不能となり，そのまま放置しているなどが原因として考えられます。
- 装具なしで短距離の立位・歩行が可能な場合に装具を用いなくなることがあり，この場合は反張膝などの変形を助長することがないかを注意する必要があります。
- 装具装着の必要性や意義について，改めて説明が必要となる場合があります。

＜破損＞

- ベルトの破損（図 3-2B, C, E, F），底材の摩耗・剥がれ（図 3-2D），プラスチックの割れ，継手の摩耗，身体形状との不一致（きつい，ゆるい），可動部分のがたつき，異音などが多くみられます。
- 医師により治療上必要と認められた場合は健康保険で治療用装具として支給されます。身体障害者手帳を有する例では障害者総合支援法に基づく給付を受けることができます。
- ベルトの交換，底材の張り替え，部分的なプラスチックの調整などは修理として実施が可能です。
- 形状の不一致が著しい場合は新規製作が必要となることがあり，医師・義肢装具士に相談・依頼します。
- 新調するには耐用年数を経過しているか，再製作が必要となる事由が必要となります。

2　バイタルサインの確認

バイタルサインの確認

- 測定項目，測定頻度，測定のタイミングを，医師の指示，対象者の既往歴・内服薬の種類・日常生活行動の負担などを考えて計画します。また，誰が，いつ，どの項目について，どのように測定するのか，測定に使用する器具や判断基準，記録方法，報告方法や報告のタイミングを決め，誰が見てもわかるようにしておきます（表 3-1）。

表 3-1　バイタルサインの確認

項目	細目	備考
測定項目	体温，血圧，脈拍，呼吸回数，SpO_2，意識レベル	使用器具，判断基準
測定頻度	○回 / 日，○回 / 週	
測定のタイミング	来所時，食事前，入浴前後，歩行の前後，外出前後	
定期的な測定を決める際の判断基準		
医師の指示，既往歴，内服薬の種類，日常生活行動の負担など		

- 普段，日常的に接している中で，対象者の食欲や活気，言葉数や姿勢など，「何か，いつもと違う」と感じたときには，まず，バイタルサインの測定を行い，客観的に身体状態の把握をします。同様に，対象者からの訴えがなくても，介助者から「何か，おかしい」と報告のあったときにも，バイタルサインの測定を行います（表 3-2）。

表 3-2　バイタルサインの確認を行うタイミング

気になる対象者の言動・様子の変化
食事摂取量，活気，会話の内容，発語の量，声の大きさ，姿勢，行事への参加意欲，顔色，皮膚の張り，着衣枚数，認知症症状，失禁の回数，排尿回数，排便回数，介助者からの「何か，いつもと違う」という報告など

- 身体状態に関する情報収集を行います。その際，表 3-3 に示した系統的な観察の視点を参考にします。
- 対象者の日常生活支援を行う過程でも観察を行います。表 3-4 に示した日常生活を基準にした観察の視点を参考に，入浴介助，衣類やオムツ交換など，その時にしか直接観察できない胸部・腹部・皮膚などの状態について情報収集を行い，記録に残します。

表 3-3　系統的な観察の視点

項目	観察・診察の視点（例）
呼吸器系	呼吸数，チアノーゼ，ばち状指，呼吸音，咳嗽・排痰，SpO_2，労作時の息切れ
循環器系	血圧，脈拍数・脈拍の性状，四肢・顔面の浮腫，末梢の冷感，脈拍の左右差
中枢神経系	記憶力，コミュニケーションの状態，見当識，意識状態，感情の起伏，嚥下の状態，表情，視線
消化器系	口腔粘膜，歯・歯肉の状態，食欲，食事摂取量，腹部膨満感，腹部の状態，排便回数，便の性状，腸蠕動音
感覚器系	視覚，聴覚，全身の皮膚の状態（乾燥，湿疹，虫刺され，傷など）・爪，衣類の選定
運動器系	歩行の状態，筋力，身体のバランス･ふらつき，四肢の動き，姿勢の保持，転倒の回数，転倒時の様子，スプーンや箸の使い方
泌尿器系	排尿回数，尿の性状･排尿量，頻尿，尿漏れ，失禁，排尿時の不快感，残尿感，飲水量，下着の汚染

表3-4 日常生活を基準にした観察の視点

項目	観察の視点（例）
呼吸・体温・循環・意識	体温，呼吸状態，循環状態，意識状態
食事	摂取量，摂取食品の偏り，嚥下状態，歯・歯肉・口腔内の状態，身長・体重のバランス，飲水量
排泄	排尿回数，尿の性状，尿量，排便回数，便の性状，排泄動作の自立度，下着の汚れ，パットやオムツの使用・形状の選択
運動	歩行の様子，座位の状態，杖・歩行器・車いすの使用，四肢の動き，摂食動作，排泄動作，入浴動作
休息	睡眠時間，睡眠の満足度，睡眠の時間帯，午睡時間，睡眠中の呼吸状態・いびき
清潔	全身（頭髪・頭皮・顔・口腔・全身・手・外耳道・外陰部など）の汚れ，清潔動作の自立度，石鹸・シャンプーなどの選択，清潔行動の頻度
衣類	衣類の着脱動作，季節・室温に適した衣類の選択，衣類の汚染，皮膚を圧迫するゴムの強度，衣類の材質・形，履物の大きさ・形状・重さ
社会参加	コミュニケーション，外出先，外出の頻度，携帯電話の使用，外出の手段，テレビ・ラジオ・新聞・インターネットの使用など
環境	生活環境（室温・湿度・日あたり・照度・騒音など），家族，近所の人

3 精神・心理面への支援（図3-3）

- 高齢になると，日常生活において喪失を体験する機会が増えてきます。そのような喪失体験による意欲の低下が，リハビリテーションマネジメントへの意欲の低下につながることがあります。同年代の友人を中心とした交友関係の狭まり，退職に伴う家庭内の役割の変化，記憶力をはじめとする認知能力の低下，さらにそれらに伴う自尊感情の低下などです。具体的には，運転免許証，収入，ペットを失う体験も含まれ，これらの体験に支障なく適応する人もいれば，大きく影響を受ける人もいます。
- 何かを失うことの意味は個別であり，それらの価値は，その人にしかわからないものであることを前提に，その人のつらさを解ろうとすることが大切です。その人の残念な気持ち，悔しい気持ちを理解しようという意図のもとに，話を聞くことも重要な支援の一つになります。
- 喪失体験を“つらい”と意識できないでいる対象者も多くいることから，訓練への取り組み意欲の低下や，通所回数の減少などが見られたら，身体面のアセスメントと同様に，精神・心理的な側面への配慮も行います。

訓練への意欲

低下　維持　向上

	低下	維持	向上
対象者側の要因	個人的な喪失体験 身体的な衰えの自覚 認知力の衰えの自覚 天候や季節の変化による影響	毎日の繰り返しによる習慣化	訓練の効果の自覚 身体を動かすことの楽しさ 他者と関わることの楽しさ コミュニティーに所属することの楽しさ
スタッフによる支援	語られることの真偽や，そのことの重大さの程度よりも，語っているその人のつらさを理解しようという心構えで話を聞く 訓練への意欲の変化と，体調の悪化との関係を判断する 予測できるマイナス要因に対して，予防的に対処する		会話や介助の時間を共に楽しむ 積極的に声をかける 訓練の効果を，言葉に出して伝える

図 3-3　訓練への意欲の変化と影響要因

- 必要性の説明や叱咤激励をするだけでなく，時には甘えを受け入れることも，継続を支えるためには必要になります。
- 高齢者の気持ちは，個別の体験だけでなく天候や季節の変化にも影響されます。寒いこと，暑いこと，雨が降っていることなど，それ自体が身体への負担となり，意欲の低下や生活リズムの乱れのきっかけになります。
- 防寒や衣類の工夫，水分補給なども含めて先手を打って対応することにより，訓練への取り組みに関連した不快な体験を減らすことができます。
- 理解力・記憶力が衰えてはいても，その場の雰囲気や微妙な人間関係のもつれなどの状況を察知する感覚が敏感になっている高齢者は大勢います。そのような対象者の前で，他者と言い争ったり，他の対象者や家族への批判とも受け取られるような会話をしたりすることは，負の影響になるので行わないよう注意します。
- “習慣”として定着することを目標に，1日の予定や施設内の着席の位置など，可能な限り生活環境や毎日の予定を変化させずに繰り返すことが適応の促進につながります。施設内だけでなく自宅でも同様に日程を決め，同じことを毎日繰り返すことができるように行事などを計画することや，その対象者なりの生活リズムを形成できるよう指導します。
- 訓練のための通所など，行事への参加を身体的にも精神的にも“つらい”と感じていても，それをうまく言葉に表現できない対象者もいます。その対象者の“意欲”が何によって影響を受けているかは，それぞれ個別です。
- 本人が“やりたい”，“楽しい”と思えることは何であるか，どのような環境が適しているか，など本人も言葉にできないことも含め，意欲につながるポイントを読み取り，提案することが，継続を支える上で重要になります。

- 他者との会話を楽しみにしている人も多くいます。訓練の際に，対象者にとって楽しみとなるようなコミュニケーションの機会をつくることも大切です。
- 訓練の効果について他者から評価されることは，取り組みの意欲の向上につながります。他者から努力を評価されることは嬉しいものであり，日常生活の援助を行う中で気づいた些細な身体機能の向上や，予定通り通所を続けている努力に対する評価について，繰り返し，意図的に言葉に出して対象者に伝えるようにします。

4　褥瘡予防およびフットケア（図 3-4）

- 日常生活の自立している対象者の褥瘡予防は，日常生活活動を維持継続するために重要です。
- 体調不良や転倒などの外傷により，発熱，食欲不振，体の痛みなど，目に見える症状が出現すると治療のための臥床時間や座位時間が長くなります。その際，それらの対応が優先されるため，褥瘡予防への対応が遅れることになります。
- 臥床時間が長くなると，紙オムツの使用などにより褥瘡好発部位が湿潤になり，褥瘡発生リスクが高まります。
- 褥瘡好発部位に「持続する発赤」が見られた場合には，褥瘡を疑い，注意深い経過観

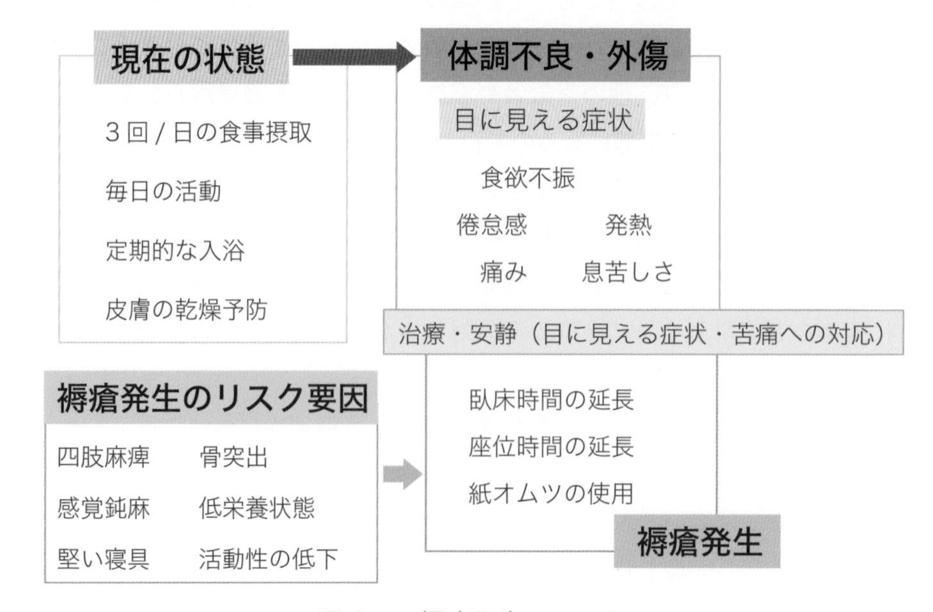

図 3-4　褥瘡発生のリスク

察を行うとともに，早期に専門家に相談し，対応します。

- もともと，身体の感覚鈍麻や麻痺などがある場合には，日常生活支援に，皮膚状態の観察を組み込み，定期的な観察を行うことにより，褥瘡を予防します。
- 活動の低下に足部の状態や履きものが影響していることがあります。爪や足趾の変形（図 3-5），胼胝（タコ）（図 3-6），鶏眼（ウオノメ）（図 3-7），浮腫，しもやけ，靴ずれに対する処置が必要です。本人の「大丈夫」という言葉だけに頼らず，日常生活支援の中で，さりげなく，直接観察する機会をつくるようにします。
- フットケアに関する専門的な研修を受けている人も多くいます。異常に気づいた時には，積極的に専門家に相談し，早期対応を行うことにより，活動の低下を引きおこさないようにします（表 3-5）。

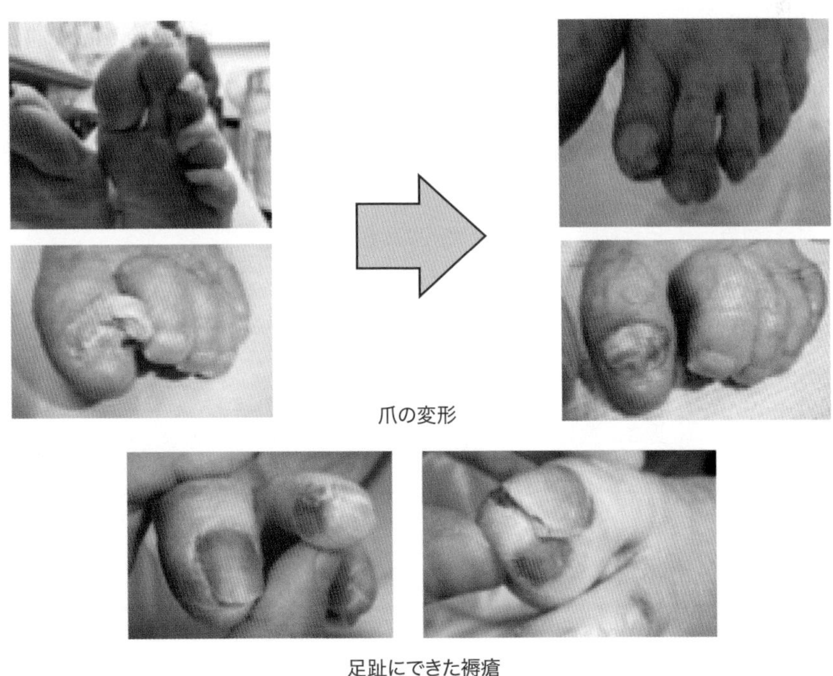

図 3-5　爪や足趾の変形とその処置

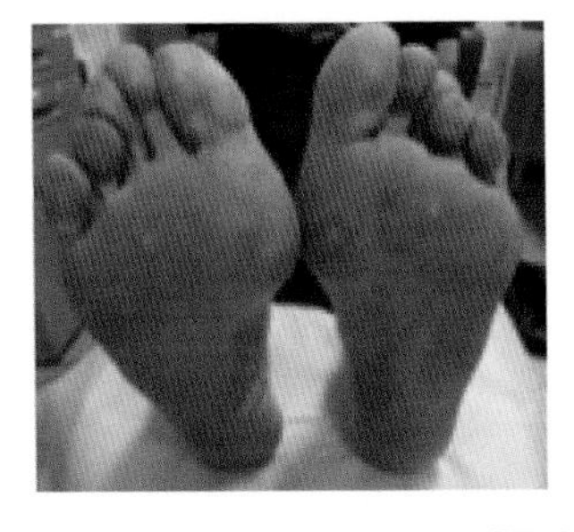
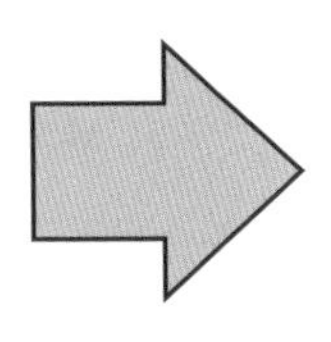
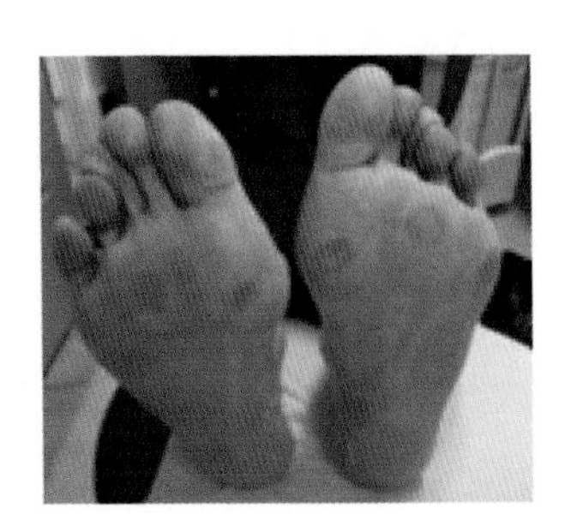

図 3-6　胼胝（タコ）とその処置

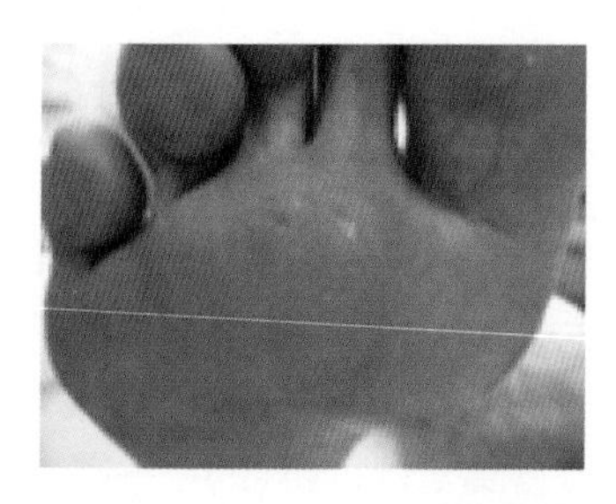
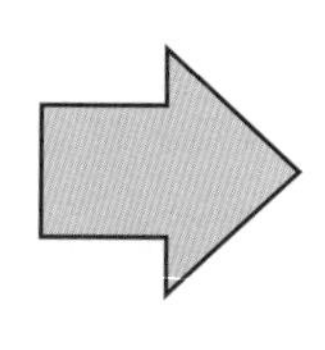
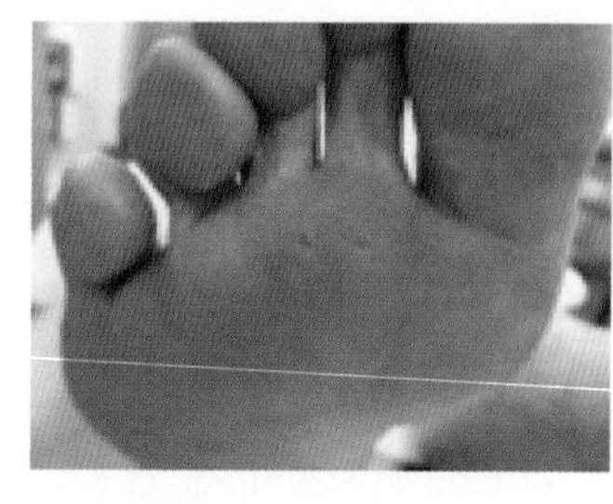

図 3-7　鶏眼（ウオノメ）とその処置

表 3-5　フットケアに関わる観察項目

	観察項目	変化・気になる状態
足	足趾	変形（外反母趾，内反小趾，ハンマートゥ，クロウトゥ，マレットトゥ，扁平足，開張足など）
	爪	肥厚，色，乾燥，形，割れ・欠け，伸び，巻き爪，陥入爪，周囲の皮膚の発赤
	足の皮膚	胼胝（タコ）・鶏眼（ウオノメ），浮腫，しもやけ，靴ずれ，炎症（発赤，腫脹，熱感，硬結，疼痛），皮膚の色（赤，青紫，赤紫，蒼白，黒），足趾間のふやけ・汚れ，踵の肥厚・ひび割れ，発疹，鱗屑，潰瘍，壊疽，静脈瘤
	血流	足背動脈・後脛骨動脈・膝窩動脈の触知
	感覚	痺れ，痛み
履きもの	靴	材質，ゴムによる圧迫，重さ，ヒールの高さ，靴紐，踵が覆われている，破損，靴底の減り，靴の中の異物
	靴下	重さ，適したサイズ，滑りにくさ，着脱のしやすさ，踵の摩耗，清潔さ，色，編み目

5　栄養療法

栄養必要量

<エネルギー必要量の計算>

- エネルギー摂取量が消費量を上回り，それが長期間続くことで肥満となり，逆に長期間下回れば低栄養となります。エネルギーの不足は，体内のたんぱく質分解につながり，体内たんぱく質の分解は筋力や免疫力の低下を招きます。介護保険における生活期リハビリテーションにおいては十分にエネルギーを摂取する必要があります。
- 生命活動を営む最小限必要なエネルギー（基礎代謝エネルギー）はハリスベネディク

トの式で算出します。算出された値に活動係数（表 3-6）およびストレス係数を乗じることで，必要なエネルギー量を求めることができます。術後や外傷がない場合のストレス係数は通常 1.0 となります。

表 3-6　活動係数の目安

活動レベル	活動係数	活動レベル	活動係数
寝たきり	1.0 ～ 1.1	車いす介助	1.1 ～ 1.2
ベッド上安静	1.2	日中車いす　歩行練習開始	1.2 ～ 1.3
ベッド外活動		日中車いす　病棟歩行開始	1.3 ～ 1.4
1 日 1 時間程度の歩行	1.3	日中(杖)歩行　ADL 練習主体	1.4 ～ 1.5
1 日 2 時間程度の歩行や立位	1.4 ～ 1.6	日中(杖)歩行，階段昇降や筋トレなどの負荷量の多い練習主体	1.5 ～ 1.7
1 日 2 時間程度の歩行および筋肉活動	1.6 ～ 1.9		
1 日 2 時間程度の歩行および重い筋肉活動	1.7 ～ 2.2		
ハリスベネディクトの式 男性：66.5 + 13.8 × 体重 (kg) + 5.0 ×身長 (cm) − 6.8 × 年齢 女性：665.1 + 9.6 × 体重 (kg) + 1.8 ×身長 (cm) − 4.7 × 年齢			

- 対象者が経腸栄養の場合，適切な投与量を検討することができます。
- 筋力維持のための運動など，運動量を増やした際にはエネルギー消費量が増加します。運動量に見合ったエネルギーを追加しなかった場合，筋力増強など予測した効果が得られないばかりか，栄養状態が悪化する可能性があります。
- 表 3-7 の身体活動とメッツ（metabolic equivalents; METs）は各身体活動の酸素消費量を，安静座位時の酸素消費量（3.5 mL/kg/min）で割った数値です。身体活動や機能訓練のエネルギー消費量は，下式で計算でき，運動負荷が増えた場合には，その

表 3-7　各身体活動のメッツ

メッツ	身体活動	メッツ	身体活動
1	横になって静かにテレビをみる，睡眠	3.5	筋力増強訓練（複合的エクササイズ，さまざまな種類の筋力増強訓練を 8 ～ 15 回くり返す），階段を降りる，歩行（4.5 ～ 5.1 km/h，ほどほどの速さ，平らで固い地面）
1.3	座って静かにする，立位で静かにする	4	階段を上る（ゆっくり）
1.5	座位：会話をする，食事をする	5	歩行（6.4 km/h，平らで固い地面，とても速い）
1.8	トイレ：座位，立位，しゃがんでの排泄	6	レジスタンストレーニング（ウエイトリフティング，フリーウエイト，マシンの使用），パワーリフティング，ボディビルディング，きつい労力
2	家のなかを歩く，シャワーを浴びる（タオルで拭く，立位），身支度をする（手を洗う，髭を剃る，歯を磨く，化粧をする，座位，または立位）	8.8	階段を上る（速く）
2.5	着替え（立位，または座位）		
2.8	歩行（3.2 km/h，ゆっくり，平らで固い地面）		
3	歩行（4.0 km/h，平らで固い地面）		
3.3	平地，81 m/min）		
エネルギー消費量（kcal）＝ 1.05 × 体重（kg）× メッツ × 運動時間（h）			

分のエネルギーを追加します。

<たんぱく質必要量（表 3-8）**>**

- たんぱく質摂取量が多いほどフレイル発生が低い傾向にあります。たんぱく質の摂取不足は，筋力や免疫力の低下を招くことから介護予防のために，たんぱく質を不足なく摂取するように呼び掛ける必要があるといえます。
- たんぱく質の必要量は通常，現体重に 1.0 を乗じた式①で求めることができます。利用者が低体重であれば現体重の代わりに標準体重を用います。なお，ここで求められるのは不足のリスクを回避する量です。
- 積極的な訓練をした場合には，負荷の程度を考慮し，乗じる値を増やした式①´で求めます。

表 3-8　たんぱく質必要量

たんぱく質必要量 (g) = 現体重または標準体重 × 1.0　… 式①
たんぱく質必要量 (g) = 現体重または標準体重 × 1.2 ～ 2.0　… 式①´
たんぱく質必要量 (g) = エネルギー必要量 × エネルギー比率 ÷ 40　… 式②

- エネルギー源であるたんぱく質は，エネルギー必要量に占める適切な割合 (エネルギー比率) からたんぱく質必要量を求める方法があります。これは，種々の疾病を予防，改善する量です。たんぱく質の適切なエネルギー比率は，18 ～ 49 歳では 13 ～ 20%，50 ～ 64 歳で 14 ～ 20%，65 歳以上で 15 ～ 20%であり，これを式②に代入してたんぱく質必要量を求めます。
- 腎臓病など，たんぱく質の摂取制限が必要な場合は，たんぱく質の摂取を促す前に，かかりつけ医からの栄養指導などを受けていないかを確認します。

<水分必要量>

- 水分必要量を求めるための計算式を下記に記します。
- ① 30 ～ 40 mL × 現体重（kg），② 1 mL × エネルギー摂取量（kcal/日）

※①については肥満の場合，標準体重を用います。

- 水分必要量はおおよそ 2,000 mL であり，②で求めた水分量は高齢でエネルギー必要量が少ない場合に不足することがあります。その場合①が適しています。
- なお，計算で求められた水分必要量は，飲料だけでなく，食事から摂取される水分量も含むため，飲料だけからこれらの水分量を摂取してしまうと過剰摂取になります。
- 食事の水分量は食事量の他，野菜や果物など水分量の多い食品の摂取状況に影響されます。
- いずれの必要量についても計算式は目安であり，栄養状態のモニタリングをすることが不可欠です。

栄養補給の方法

＜嚥下調整食＞

- 摂食嚥下障害の場合，食材の硬さや食形態面での配慮が必要となります。日本摂食嚥下リハビリテーション学会では，摂食嚥下障害に配慮して調整した食事を嚥下調整食と呼んでいます。地域や施設ごとに多くの嚥下調整食の名称や段階が混在していることで，病院・施設・在宅医療の連携において不利益が生じている現実に対し，関係者が共通認識のもとに使用できる嚥下調整食およびとろみについて嚥下調整食分類 2021（学会分類 2021）が提示されています（☞p.66, 表2-10）。
- 学会分類 2021 では，容易に摂取できる形態から順にコード 0 から 4 まで 5 段階 7 種類に分類されています。コードは対象者の摂食嚥下機能ごとに分類されており，特に表中の目的・特徴，咀嚼能力を理解する必要があります。他方，必ずしも食形態を示すものではないことに注意も必要です。
- コード 0 から 2-2 までは同様な食形態となりますが，コード 3 以降は食事の形態ではなく，硬さが適当であることが重要です。
- 例えばコード 3 ではソフト食のようにミキサーにかけたものを再形成した食事であることもあれば，単に柔らかく煮た食事であることもあります。加えて，コードが低いほど栄養価が低くなることが多い点にも注意が必要です。
- 飲水は誤嚥しやすい場面の一つです。その場合，水分にとろみを付けますが，とろみ付けには専用のとろみ調整食品が必要です。
- 複数のメーカーが種々のとろみ調整食品（とろみ剤）を販売しており，それぞれに特徴があることから，とろみ剤が異なれば同量のとろみ剤を添加したとしても，とろみの程度が同じになるとは限らない点に注意が必要です。
- 学会分類 2021 では，施設間連携などの際にとろみの程度に大きな違いが生じないよう，とろみの程度を共通認識できるものを示しています（☞p.67, 表2-11）。これを目安に各々でとろみ剤の量を調整することができます。

＜経腸栄養＞

- 経腸栄養の経路には大きく分けて経鼻胃管もしくは胃瘻があり，医薬品である経腸栄養剤もしくは食品である濃厚流動食を投与します。現場では濃厚流動食も経腸栄養剤と呼ばれることが多くあります。
- 経腸栄養剤・濃厚流動食は表 3-9 のように四つに分類されます。病態や消化吸収機能の程度に合わせ，成分栄養剤，消化態栄養剤，半消化態栄養剤は，窒素源が異なっています。高粘度栄養剤は，とろみがついた形状の栄養剤です。
- 経腸栄養で下痢を起こす場合，投与速度が速い，浸透圧が高い，栄養剤が冷たい，細

表 3-9　経腸栄養剤・濃厚流動食の分類と特徴

分類名	成分栄養剤	消化態栄養剤	半消化態栄養剤	高粘度栄養剤（半固形化栄養剤）
制度	医薬品	医薬品	医薬品	医薬品
分類		食品	食品	食品
医薬品名（商品名）	エレンタール®，エレンタールP®，ヘパンED®	ツインラインNF®	イノラス®，エネーボ®，エンシュアH®，エンシュアリキッド®，ラコールNF®	ラコールNF半固形剤®
窒素源	アミノ酸	ペプチド	たんぱく質・ペプチド	たんぱく質・ペプチド
消化能	不要	不要	必要	必要
特徴・注意点	炎症性腸疾患の寛解期などに用いられます。浸透圧が高く浸透圧性下痢を起こす可能性があります。脂質を含まないため，長期間の単独投与する際の必須脂肪酸欠乏に注意が必要です。	成分栄養剤に比べて浸透圧性下痢を起こしにくいです。食品ではペプチーノ®，ペプタメンAF®，ペプタメンスタンダード®，ハイネックスイーゲル®の4種類が市販されています。	食品では種々な疾患や病態を念頭においてエネルギー密度，五大栄養素の各含有量，生理活性物質の含有量などを調整した多種多様なものが市販されています。	半消化態栄養剤にとろみがついた形状です。胃食道逆流症や下痢の軽減，投与後の高血糖の抑制，ダンピング症候群の防止，投与時間の短縮などの効果が期待されています。

菌による汚染などが原因として考えられます。

- 対応として最も効果があるのは投与速度を遅くすることですが，実施には経腸栄養ポンプが必要なため，汎用性に欠けます。
- 胃瘻の場合，半固形化経腸栄養剤を投与する方法もあります。経鼻胃管では半固形化ができないため，栄養剤より前に投与することで胃内で固形化するREF-P1や胃内でゲル化するハイネックスイーゲル®やマーメッドワン®も効果があるとされています。
- 濃厚流動食（食品）は数多く市販されています。肝不全患者，糖尿病患者，腎不全患者，がん患者，訓練を意識して栄養組成を考えられたものがあります。
- 多くの場合，標準的な半消化態栄養剤で問題ありませんが，疾患によっては病態別の栄養剤が投与される場合があります。投与されている栄養剤がその対象者の基礎疾患に適するものであるか確認することが必要です。

6 口腔ケア

- 口腔ケアは，一般的口腔ケア（対象者自身が行うセルフケア，歯科医療専門職以外の職種が実施するもの）と，専門的口腔ケア（歯科医療専門職が専門用具，材料や薬品を用いて実施するもの）の二つに分類されます。口腔ケアは専門職だけでなく，対象者自身や介助者と共同して行うことが必須です（表 3-10）。

表 3-10　口腔ケアのポイント

口腔清掃	フッ化物の塗布	義歯の装着と手入れ	口腔機能のケア
摂食嚥下機能のケア	口臭の除去	口腔乾燥の防止	口腔の痛みの軽減
口腔出血の防止	歯肉のマッサージ	咀嚼筋，口腔周囲筋，舌の運動	
言語訓練，食事の介護	口腔の検診	口腔の美容	

- 平成 28 年より日本人の死亡原因の第 3 位に肺炎が加わりました。肺炎の分類の中で，誤嚥，誤飲，または何らかのものを吸引することを契機として発生する肺炎を誤嚥性肺炎といい，摂食嚥下障害などの素因を有する患者に発生しやすいとされています。
- 就寝中などに，本人が自覚していない唾液の不顕性誤嚥も誤嚥性肺炎の有力な原因となります。口腔内には多数の微生物（主に細菌）が生息し，唾液中 1 mL 中には約 1 億個の細菌が存在します。歯には，唾液よりもっと密度が濃い状態で，細菌が付着（デンタルプラーク：歯垢）し，うがい（デンタルリンスなど）は，細菌数は一時的に低くなりますが，約 20 時間でいつもの状態に戻るといわれており，機械的な除去（ブラッシング）が必要です。
- また，口腔の中の細菌は，悪玉菌は少なく（1 割程度），ほとんど常在菌（約 7 割）で，身体の抵抗力が低下した際に，その常在菌群が日和見（ひよりみ）感染を起こします。口腔内の常在微生物叢（マイクロビオーム）は，30 歳頃に完成されますが個人差があります。この常在菌叢との共生関係（マイクロバイアルシフト）が崩れた時に発病します。

歯科受診

- 通院が困難な対象者には，介護保険の移送サービスとしての「介護タクシー」も充実しています。
- 要支援の場合は全額負担（一般タクシーの約 8 割くらい値段）となりますが，要介護の場合は，介護保険の給付管理内では一部負担金で利用できます。

- 歯科医院の立地状況，段差，車いす対応可否など事前の確認が必要であり，開業年数が長い歯科医院では，車いすなどの対応が困難な場合があります。
- かかりつけ歯科医は，口腔内状態を経年的に管理し，かかりつけ医や介護支援専門員と連携を取り，身体の状態，病歴，薬歴，家族歴などの情報を蓄積します。個人にあった，歯磨きの仕方など（口腔ケアの仕方など）を指導し，習得させることが必要です。
- パノラマレントゲンも必ず撮影し，近い将来，在宅療養生活になることを予想して，中途半端な歯などは抜歯し，義歯も調整する，あるいは必要に応じて新しく作成します。

訪問歯科診療・訪問口腔衛生指導

- 通院による治療ができない場合，訪問歯科診療を行います。歯科医師，歯科衛生士が在宅などに訪問し，治療・指導を行います。
- 診療室での治療に比べて治療範囲が狭くなることや，すべての歯科医院で実施しているわけではないなど限界点もあるため，事前に歯科医院や介護支援専門員に相談します。
- 訪問歯科診療システムが確立している地域もあるため，各地域の歯科医師会のホームページも参考になります。
- 訪問可能な場所は居宅など，歯科が設置されていない病院，介護老人保健施設，特別養護老人ホーム，グループホーム，サービス付き高齢者向け住宅，有料老人ホームなどです。
- 訪問困難な場所は居宅介護保険サービスを使用中の場合（ただし緊急的な処置での訪問診療は除く）などです。
- 介護保険被保険者の場合，歯科衛生士が専門的口腔ケアの指導を行うことができます。（介護保険：居宅療養管理指導　医療保険：訪問口腔衛生指導）
- 訪問歯科診療，訪問口腔衛生指導にかかる費用は介護保険，医療保険の一部負担が可能ですが，別途交通費が必要となります。詳細は利用予定の歯科医院や介護支援専門員に相談が必要です。

義歯

- 総義歯：全く歯がない場合に使用します。
- 部分床義歯：何本か歯が残存している場合に使用します。
- 橋義歯（ブリッジ）（固定式）：歯を失った場所の両隣の歯を削って橋を架けるように人工歯で補う装置を示します。残っている歯の位置により異なり，義歯の取り外し時には残っている歯の状態により注意が必要です。
- 歯を磨く際には，義歯は外して磨きます。

- 小さな義歯は誤嚥の可能性があるため注意が必要です。
- 部分床義歯は常に入れておかないと，残っている歯が移動したり伸びたりして入らなくなります。基本的には，食事以外の時にも，可能であれば義歯は装着するようにします。義歯は入れているだけで口腔内の訓練にもなります。
- 外した義歯は，空気中では変形の可能性があるため，水を入れておきます。保管時にティッシュでくるむと，ごみと間違えて捨ててしまう危険性があります。
- 急な食事量の減少は，義歯以外の加齢とともに低下する咬合力・舌の運動能力・口腔機能に原因のある場合があります。また，義歯によって生じた褥瘡による痛みが原因の場合もあります。
- 歯ブラシなど口腔ケアグッズは多種多様であり，対象者の口腔状態に適切なものを選択することも含め歯科衛生士が口腔ケアを指導することが適切です。
- 義歯作製後は慣れるまで，義歯の調整，口腔機能向上訓練，口腔内訓練が必要です。

高齢者の歯，むし歯の特徴

- 高齢者の歯は，すり減ったり，尖っている場合が多いため，口腔内に傷ができる場合があります。
- 高齢者のむし歯は，歯頚部（歯と歯ぐきの境目）が好発部位です。

7 就労支援

- 就労支援の対象は通所リハビリテーションまたは訪問リハビリテーションを利用している壮年期で仕事復帰を強く希望する者が想定されます。
- 脳血管障害や難病が主な対象となります。
- 就労支援では就労準備性ピラミッドに基づいて就労準備性を評価します（図 3-8）。

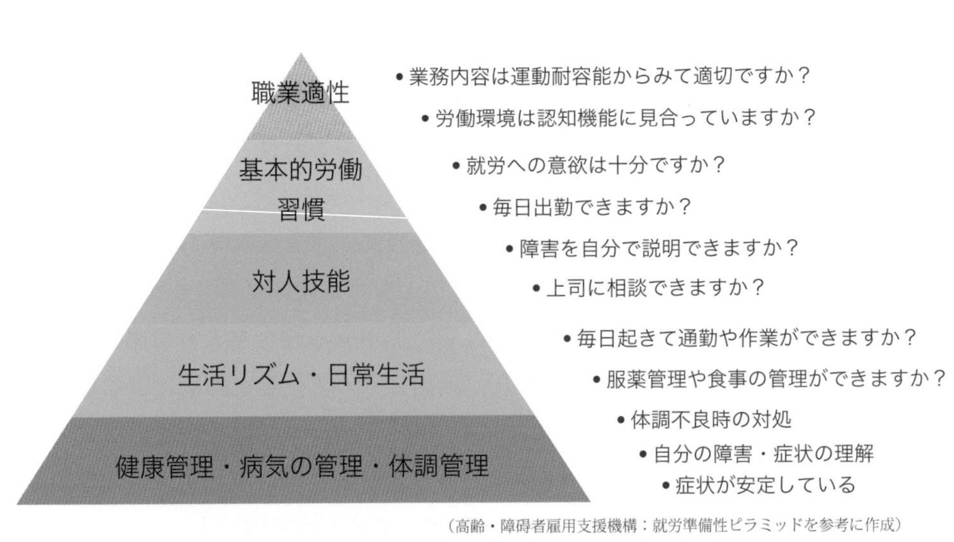

図3-8　就労準備性ピラミッドに基づく評価のポイント

- 仕事に必要な就労能力だけでなく，対象者自身の疾患・障害の理解や，生活リズム，服薬や休息などを含む体調管理の能力，通勤に必要な移動能力，対人交流技能の評価も必要となります。
- 障害者職業センターと連携して，就労能力評価〔厚生労働省一般職業適性検査（General Aptitude Test Battery; GATB)〕や職業興味評価〔VPI職業興味検査（Vocational Preference Inventory; VPI)〕を受けることもできます（図3-9）。

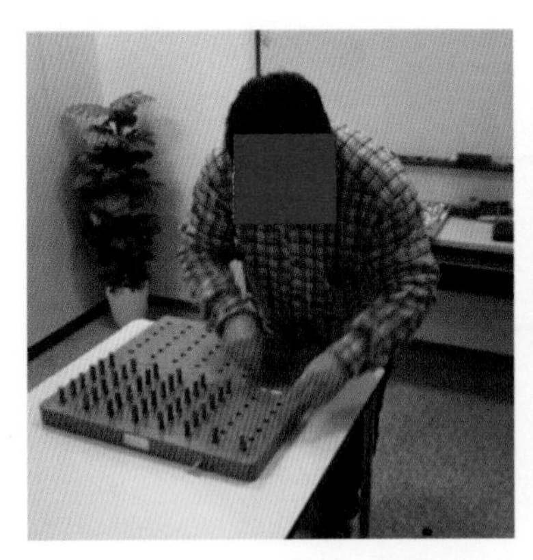
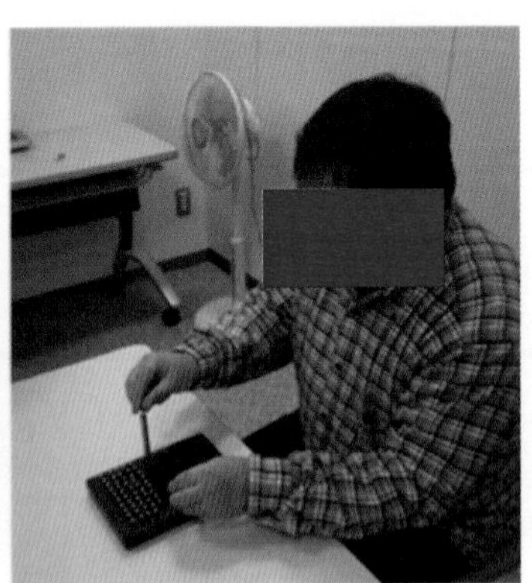

図3-9　障害者職業センターでの就労評価の様子

訓練方法

- 就労についての意向として，「復職」「転職」「新規就労」のいずれを希望するかを整理し，職務内容や希望する雇用形態，通勤方法などを検討します。
- 対象者に適した作業（職務）を経験してもらい，困難さへの対処方法の確立や新たな能力の発見を対象者と共に振り返ります（図3-10）。

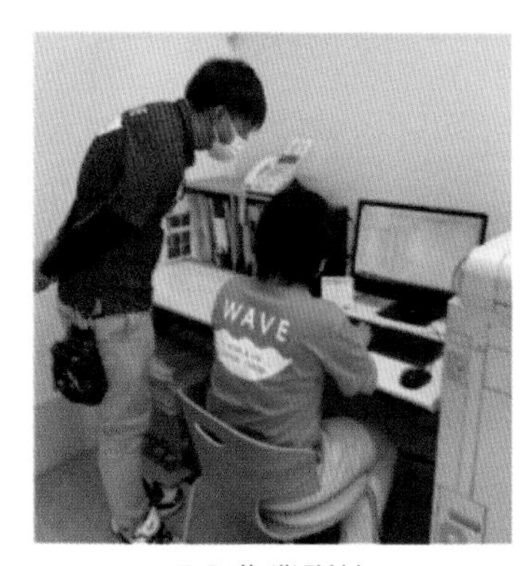

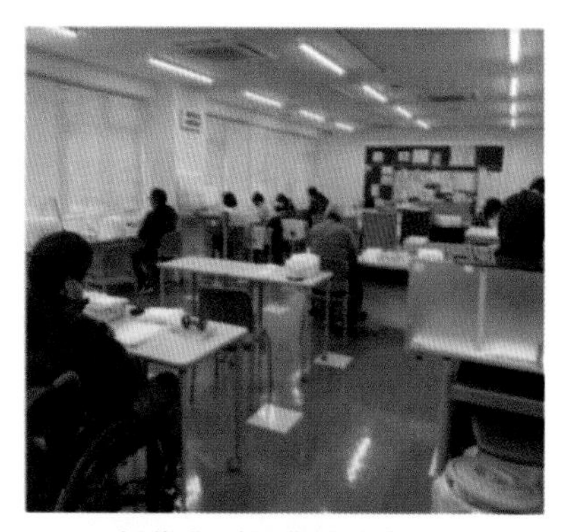

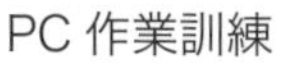
PC 作業訓練　　軽作業（就業継続支援）

図 3-10　就労前訓練

- 職場の人的環境や物的環境の整備のために職場に訪問し，対象者の状態や必要な援助について説明します。また，職場の物理的環境を評価し，具体的な改善箇所について提案を行います（図 3-11）。

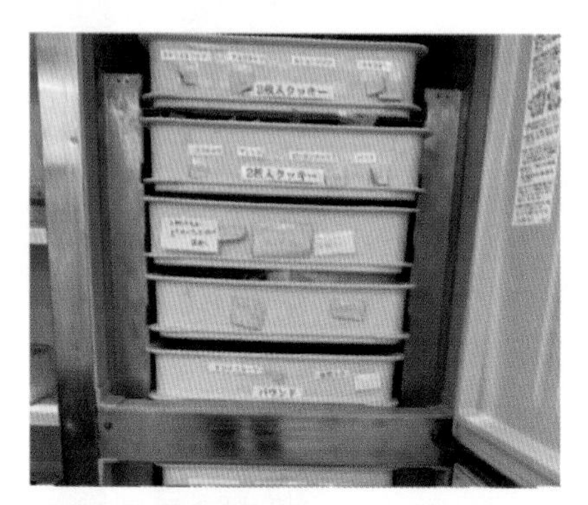

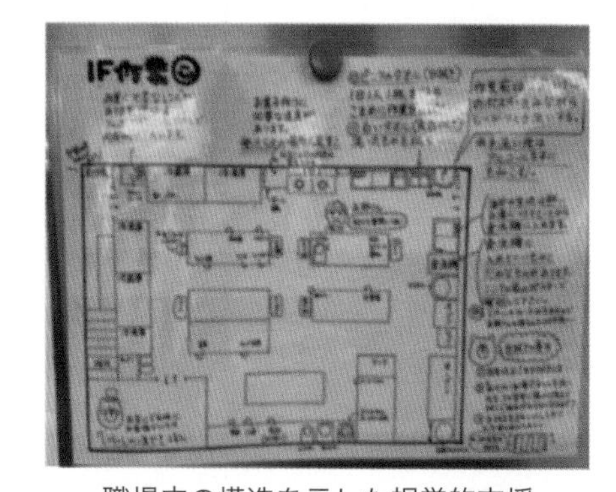

実際の職場での環境整備（視覚的支援）　　職場内の構造を示した視覚的支援

図 3-11　職場の整備：視覚的な代償手段の一例

- 就労を達成するためには，通所リハビリテーションや訪問リハビリテーションだけでできる訓練・支援は限られているため，医療機関や就労支援施設と連携して進めます。

実施上のリスク管理

- 就労支援では作業が上手くできずに自信を失うことや，心身のストレスから体調不良に至ることもあるため，失敗を想定し，対処方法や問題解決の方法を準備しておくことが重要です。

8 環境調整

- 環境調整の対象は，人的・物的環境の問題でADLや手段的ADLが困難となっており，福祉用具の適合・導入や住宅改修で改善の可能性が高い場合です。
- 環境調整では，対象者や介助者の希望の優先順位や住宅改修などの目的をしっかり把握することが重要です。
- 環境調整の流れを図3-12に示します。ADL能力の評価と環境因子の評価が必須です。
- ADLの評価では，座位・立位保持能力や歩行・移乗，段差昇降，床からの立ち上がりなどを評価します。

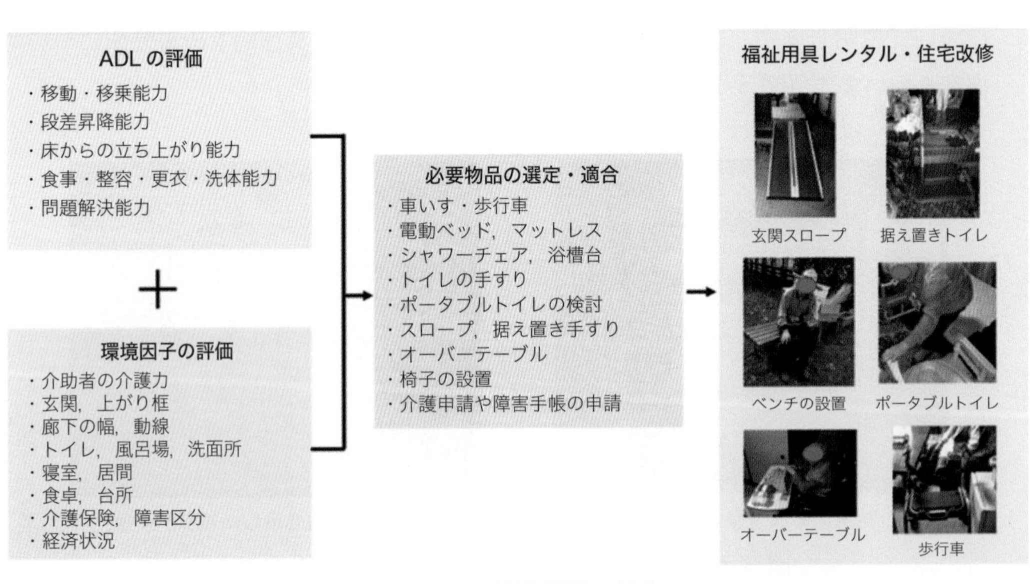

図3-12　環境調整の流れ

- 環境因子の評価では，住環境では玄関や上がり框，廊下の幅，トイレ，風呂場，洗面所，寝室，居間，食卓，台所を評価し，段差の高さの把握や手すりの高さを測定します（図3-13）。介助者の介護力や経済状況，現在の介護保険の申請状況や障害区分の把握も必要です。

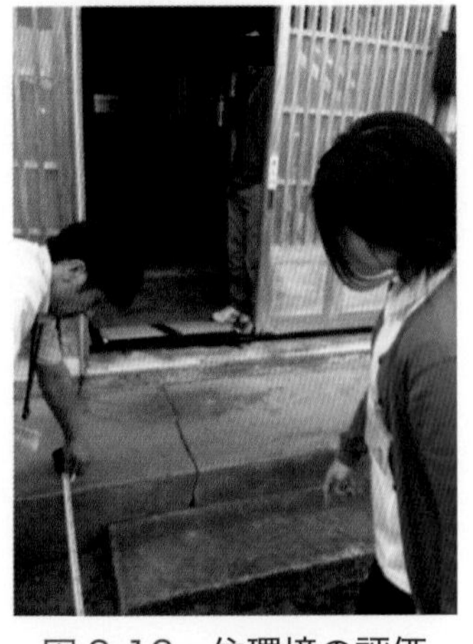
図3-13　住環境の評価

住宅改修の流れ

- 住宅改修の手続きの流れを図 3-14 に示します。

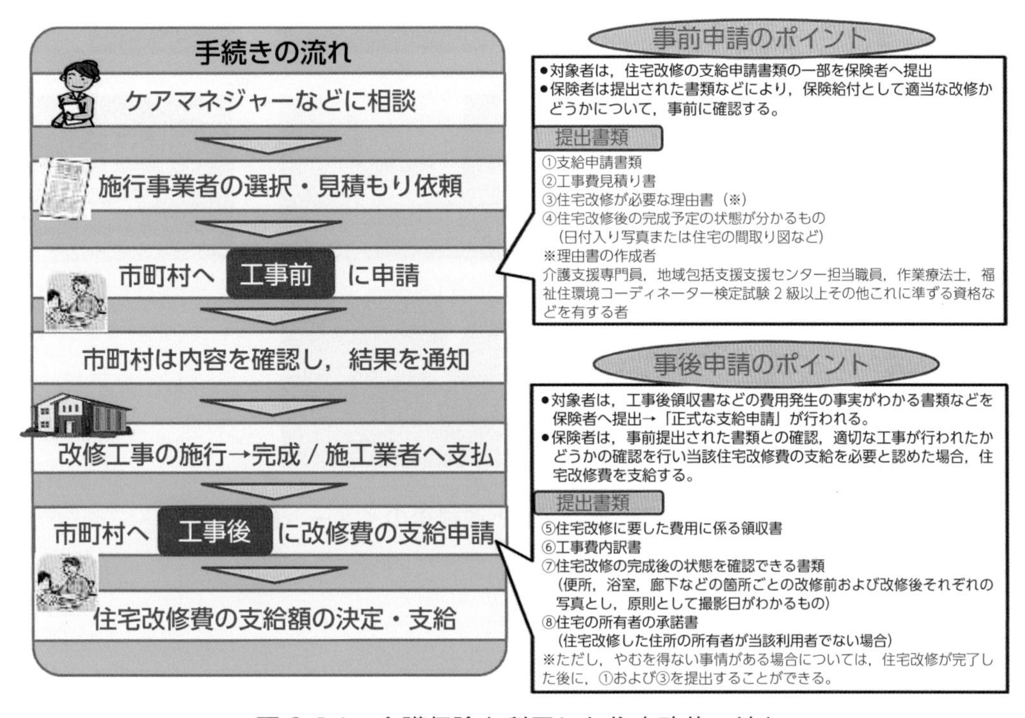

図 3-14　介護保険を利用した住宅改修の流れ

- 住環境の評価結果に基づき，改修の目的と改修する場所，設置する物品，高さや位置をケアマネジャーなどに相談し，施工業者の選定と見積もり，工事の流れとなります。
- 施工業者と情報共有し，必ず図面と改修後のイメージを確認した上で，自宅内の活動をシミュレーションすることが重要です（図 3-15）。
- 介護保険では 20 万円までの住宅（家屋）改修工事の 9 割が補助されますが，自治体によっては，市町村独自の介護保険対象者，障害者向けの住宅改修補助制度がある場合もあります。
- 介護保険を用いた住宅改修は原則 1 人 1 回ですが，引っ越しをして住所地が変わった場合と要介護度が 3 以上上がった場合はリセットされ，もう 1 度住宅改修の支給を受けることができます。

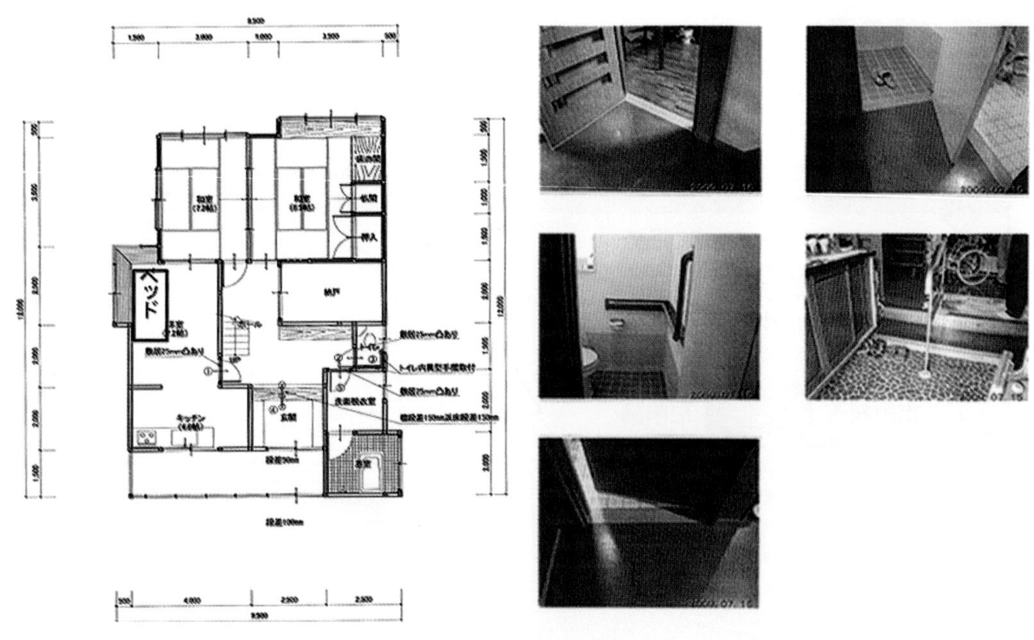

図 3-15　住宅改修：図面と改修後のイメージ確認

環境調整の留意点

- 環境調整では，可能な限り椅子や棚の移動などの生活用具の調整や福祉用具のレンタルで対応し，本当に必要かどうかを慎重に判断して住宅改修を実施します。
- 介護老人保健施設では，入所時訪問調査で住環境の評価を行い，退所前訪問指導で実際の住環境で生活用具や福祉用具を使用して ADL や手段的 ADL の評価して調整します。
- 通所リハビリテーションでは，送迎の際に自宅内での移動能力や玄関での段差昇降能力を評価し，介助者の介護力と介護負担感，廊下の動線上の障害物などを把握します。転倒リスクが高ければ，その場で介助方法の指導を行い，コード類やカーペットなどを除去することもあります。
- 訪問リハビリテーションでは，実際の生活の場で，対象者の ADL に合わせて椅子，棚，テーブルなどの生活用具の位置を調整し，福祉用具を導入します。
- 福祉用具のレンタルや住宅改修は対象者の金銭的負担があるため，安易な住宅改修によって，廊下の手すりが邪魔で車いすが導入できないことや，対象者が施設入所したためリフトを全く使わなくなるなどトラブルになることがあります。丁寧な説明と対応が必要です。

対象者や介助者に対する情報提供

- 生活行為向上に役立つ情報の提供をすることです。
- ケアマネジャーや地域包括支援センターと連携するための情報提供，対象者や介助者に車いすで利用できるレストランの紹介，障害者団体の行事の案内なども情報提供に含まれます。

対象者・介助者への情報提供

- 介護老人保健施設や通所リハビリテーションでは，介護保険サービス以外にも活用できる社会資源情報を対象者や介助者に情報提供するため，地域の通いの場やサロンなどのパンフレットを用意しておきます（図3-16）。
- 車いすで利用できる外出先や旅行先などの情報提供も重要です。車いすユーザーが作成しているバリアフリーマップや障害者向けの旅行会社もあります。

楽しいことを見つけました。
お友達も増えました。

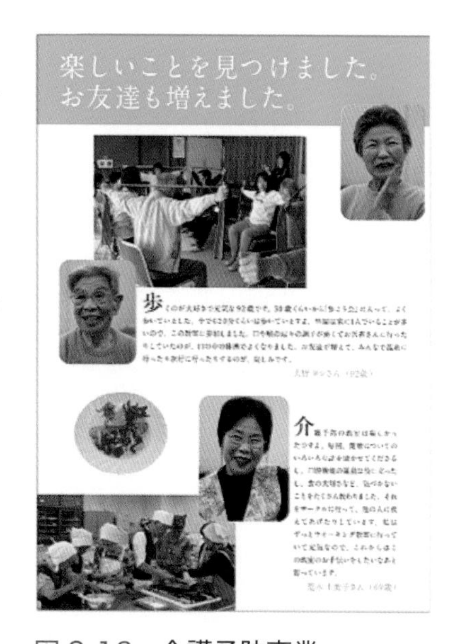

図3-16　介護予防事業
（厚生労働省HP介護予防事業より転載）

医療・福祉専門職への情報提供

- 対象者が医療機関に入院した場合，サマリーを送付して入院中にリハビリテーション治療の継続を依頼するとともに，退院前カンファレンスへの参加希望を伝えます。
- 情報提供する場合，ケアマネジャーや介護福祉士など医療専門職以外を対象とすることも多いため，医学的な専門用語は分かりやすい言葉に言い換える必要があります。
- 情報提供する際には，何を目的に，誰に何をどのように伝えるかが重要です。5W1Hを整理した上で情報提供することが望まれます。
- 共通した情報提供フォーマットを活用すると伝えやすくなります。

第4章 リハビリテーション手法の実践例

介護領域で活用できるリハビリテーション手法の実践例

医療と介護の情報連携

連携のポイント

1. 医学情報が不十分な場合は**紹介元に確認**！
2. **医療と介護共通**のリハビリテーション実施計画書の作成！
3. **退院前カンファレンス**に介護スタッフの参加！
4. 介護の**リハビリテーション会議**に医療スタッフの参加！
5. 対象者の希望と課題に応じた**医療・介護で一貫した訓練の提供**！

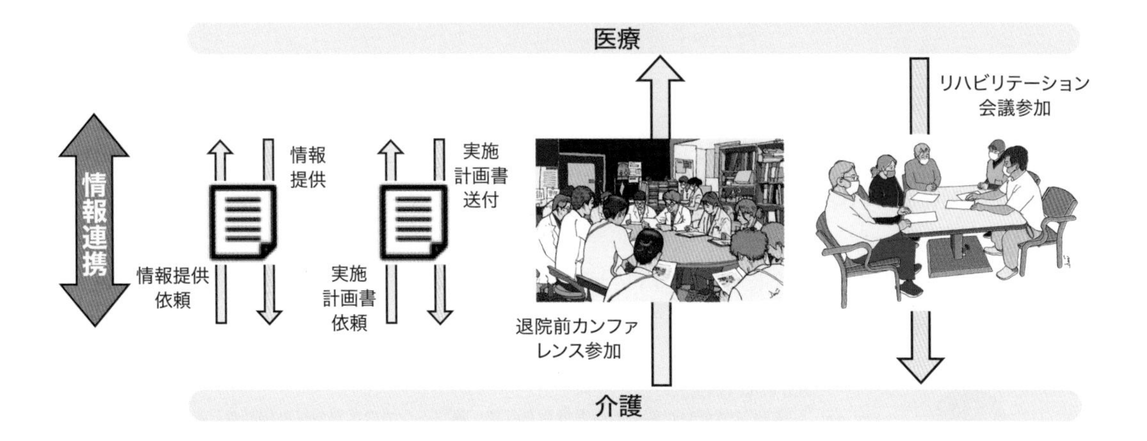

介護領域でのリハビリテーションマネジメント

- 生活期においては，**生活機能の再建・維持・向上，自立した生活の推進などが重要**。
- **介護領域におけるリハビリテーションマネジメント**は生活機能を支援。
- 介護領域のリハビリテーションマネジメントを円滑に進めるために，**リハビリテーション医学・医療を活用**。
- リハビリテーション医学・医療のエッセンスを用いた**リハビリテーション手法は有用**。

「活動を育む」リハビリテーション医学・医療

- 病気やケガで低下した身体や精神的な**機能を回復させ，障害を克服しながら**，ヒトの営みの基本である**「活動」を育み，よりよいADLやQOLを目指すリハビリテーション医学・医療**。
- 「日常での活動」，「家庭での活動」，「社会での活動」など，それぞれのレベルで**活動を促す**ための，**リハビリテーション診断**（評価や検査），**リハビリテーション治療**（訓練を含む各種治療法），社会的治療などを用いた**リハビリテーション支援**。
- **医学・医療のほぼ全領域の疾患・障害・病態を対象とする**リハビリテーション医学・医療は，**「急性期」「回復期」「生活期」を通じて**高いニーズ。

日常での「活動」

起き上がる，座る，立つ，歩く，手を使う，見る，聞く，話す，考える，衣服を着る，食事をする，排泄をする，寝るなど

⇩

家庭での「活動」

掃除，洗濯，料理，買い物など

⇩

社会での「活動」

就学，就労，地域行事・スポーツ活動など

「活動を育む」リハビリテーション医学・医療

対象となる疾患・障害・病態

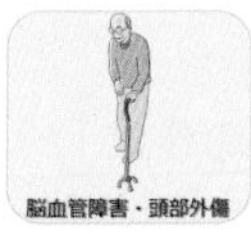

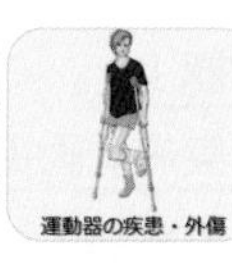

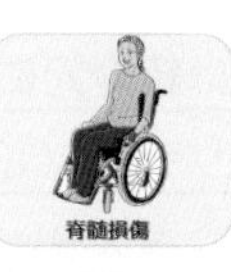

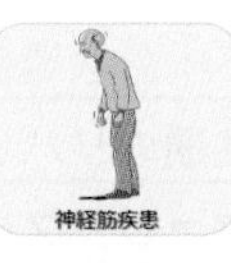

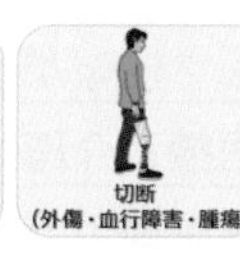

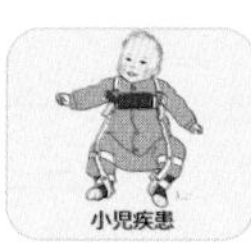

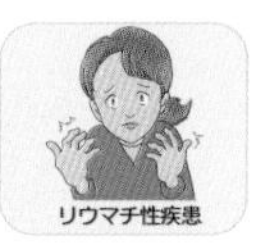

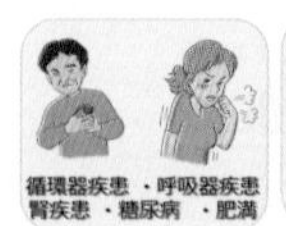

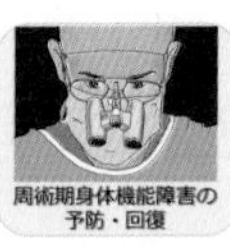

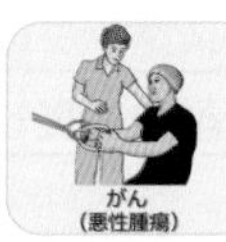

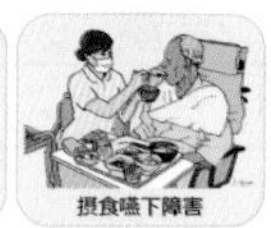

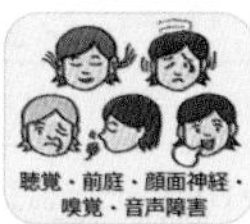

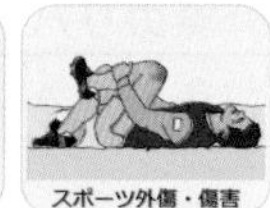

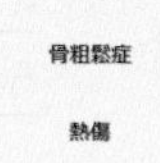

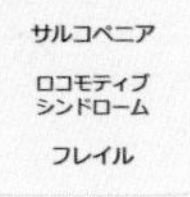

リハビリテーションマネジメントのサイクル

- リハビリテーション医学・医療のエッセンスを活用した，**調査(Survey)，計画(Plan)，実行(Do)，評価(Check)，改善(Act)** といった**一連のプロセス（SPDCAサイクル）**のリハビリテーションマネジメント。
- 生活期における介護保険によるリハビリテーションマネジメントの効果は**SPDCAサイクル**で大きく左右。

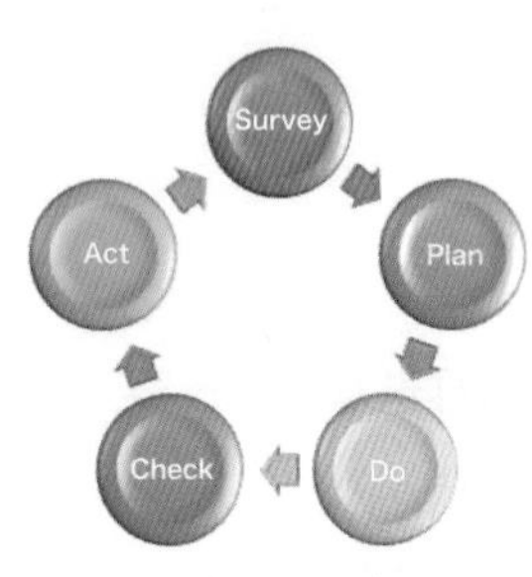

SPDCA サイクル

Survey（調査）
- 医学情報や対象者の背景情報を収集，病気・ケガの状態や移動機能などを把握（評価）
- 対象者と家族のニーズを聴取
- 情報不足の際は医療機関に情報提供を依頼

Plan（計画）
- 目標設定を行い、訪問・通所リハビリテーション計画を作成
- 計画書の内容を説明し，対象者と家族に同意を得る

Do（実行）
- リハビリテーション手法（訓練）の実施
- 「日常」・「家庭」・「社会」での活動に焦点を当てた訓練をバランスよく実施

Check（評価）
- 目標に対して行った訓練効果を評価

Act（改善）
- 課題を再確認し，目標の見直しとリハビリテーション計画の更新

実践例 1：通所リハビリテーション　(80 歳男性・大腿骨頸部骨折)

医療（回復期リハビリテーション病棟）

- 自宅で転んで大腿骨頸部を受傷し，救急病院で手術を受けた。
- 関節可動域制限，筋力低下，歩行障害に対する治療のため，屋内歩行と ADL 自立を目標に関節可動域訓練，筋力増強訓練，歩行訓練を行った。
- 屋内は歩けるようになったが，屋外はまだ十分に歩くことが難しい状態であった。要介護 1 の判定を受け，屋外歩行を目標に通所リハビリテーションにおける訓練を続けることになった。

医療からの情報提供

- 骨粗鬆症と心機能の検査結果を情報収集
- 転倒による骨折，過負荷による心不全に注意が必要なことを確認できた。

情報連携

退院前カンファレンスに介護スタッフが参加

- 訓練内容，現在の歩行機能と屋外歩行に向けた課題を共有
- 退院後も入院時から一貫した訓練が可能となった。

介護（通所リハビリテーション）

Survey：診察と評価（対象者の背景情報の聴取）

医学情報の収集

- 骨粗鬆症を認め，薬物治療をしている
- 心機能が軽度低下している

活動の評価

- 屋外歩行は実施できていない

背景情報の収集

- 本人の希望：スーパーまで歩いて買い物に行けるようになりたい
- 一人暮らしである
- 近所に住む娘が家事などを介助している
- 受傷前は地元の公民館で自治会の活動を楽しみにしていた

Plan：通所リハビリテーション計画書の作成と合意形成

目標	近所のスーパーまで歩いて行けるようになる
課題	① 筋力が低下している　② 長い時間運動を続ける機能が低下している　③ 屋外を歩行する機能が低下している
訓練	① 下肢筋力増強訓練　② 持久力訓練　③ 屋外歩行訓練 ※週 3 回の通所リハビリテーションでの訓練と自主訓練を行います

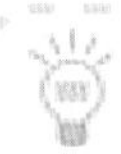

合意形成のポイント

対象者が主体的に取り組めるように，訓練の目的と内容を説明し，動機づけを行いましょう

Do：訓練の実施（リハビリテーション手法の活用）

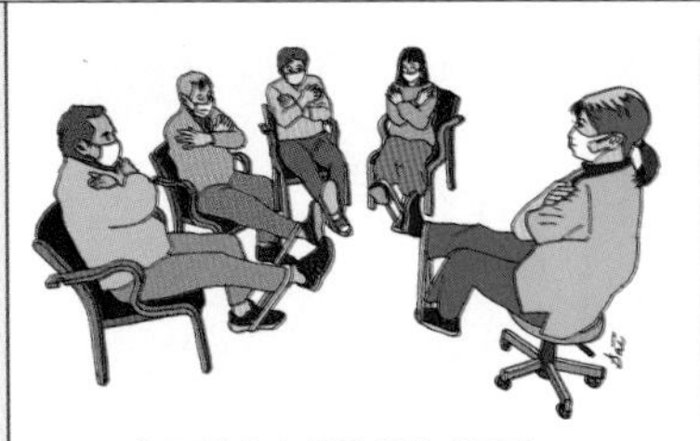

①下肢筋力増強訓練（集団）

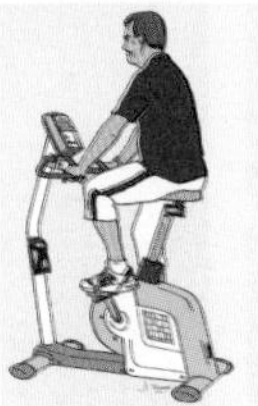

②持久力訓練（個別）

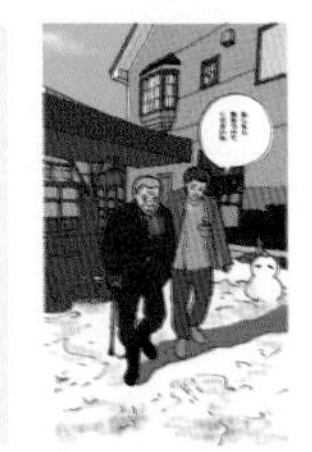

③屋外歩行訓練（個別）

訓練のポイント

訓練で高めた歩行機能は自宅や施設内でも情報連携し，歩行の機会を増やしましょう

Check：再評価（アウトカム評価）

3 か月後

安定した屋外歩行が可能になり，杖を使って歩いてスーパーに行くことができるようになった。

アウトカム評価：バーセル指数は 85 点⇒ 95 点に改善した。

Act：改善

さらなる持久力の改善と公民館活動の再開を目標に，持久力訓練とバスの利用訓練などを行っている。

実践例2：訪問リハビリテーション（76歳女性・脳梗塞）

医療（回復期リハビリテーション病棟）

- 脳梗塞を発症し，救急病院で治療された。その後，意識障害と重度右片麻痺，摂食嚥下障害への治療を継続するため，回復期リハビリテーション病棟のある病院へ転院した。
- 食事と移乗の自立を目標に筋力増強訓練・移乗訓練・摂食嚥下訓練が実施され，徐々に意識障害は改善し，最終的にはポータブルトイレでの排泄が可能となった。自宅退院後も残存した右片麻痺・摂食嚥下障害・歩行障害に対して訓練を継続するために，介護保険を申請した。
- 要介護3の判定を受け，訪問リハビリテーションにおける訓練を続けることになった。

医療介護におけるリハビリテーション実施計画書の作成

- 退院前の課題であった摂食嚥下訓練と歩行障害に対する訓練を継続することになった。

情報連携

リハビリテーション会議に医療スタッフが参加

- 入院中に想定していた住環境を早期に整備
- 医療スタッフが家族の希望を伝えることで食事と排泄に焦点を当てた訓練計画を立案できた。

介護（訪問リハビリテーション）

Survey：診察と評価（対象者の背景情報の聴取）

医学情報の収集

- 右片麻痺のため，ADL障害がある
- 摂食嚥下障害により誤嚥性肺炎を繰り返している

活動の評価

- 家族の介助によりポータブルトイレで排泄している

背景情報の収集

- 本人の希望：普通のご飯を食べたい
- 家族の希望：トイレで排泄して欲しい
- 夫と娘との3人暮らしである
- 家族は非常に熱心で協力的である

Plan：訪問リハビリテーション計画書の作成と合意形成

目標	誤嚥せずに肉じゃがを食べる　杖歩行でトイレまで移動し排泄ができるようになる
課題	① 摂食嚥下機能が低下している　② トイレまでの歩行機能が低下している　③ トイレで排泄するために必要な移乗・更衣能力が低下している
訓練	①摂 食嚥下訓練　② 歩行訓練　③ トイレでの排泄訓練　④ 住環境整備（手すり・ポータブルトイレ設置）

Do：訓練の実施（リハビリテーション手法の活用）

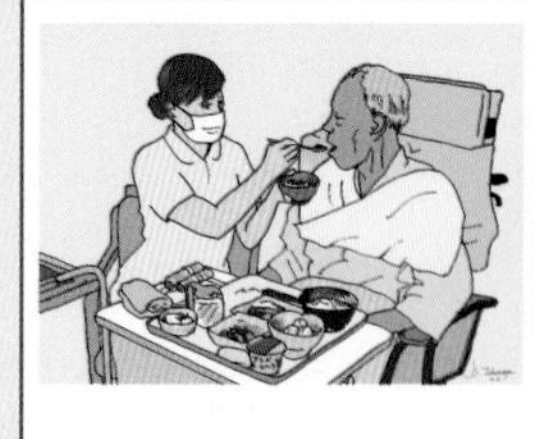

①摂食嚥下訓練

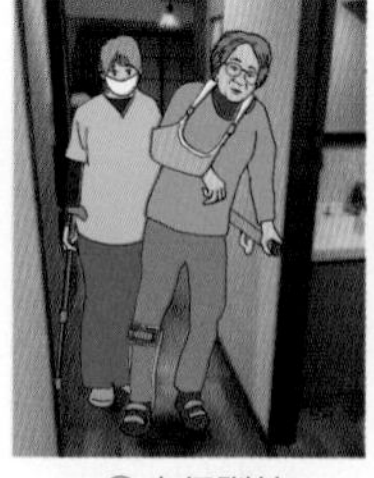

②歩行訓練

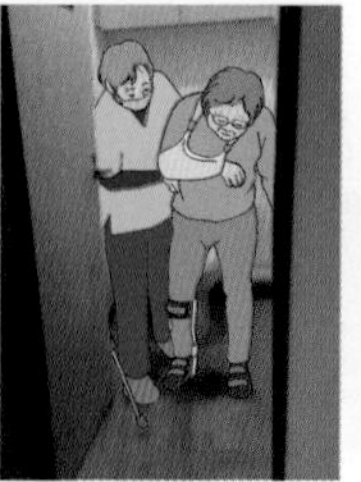

③トイレでの排泄訓練

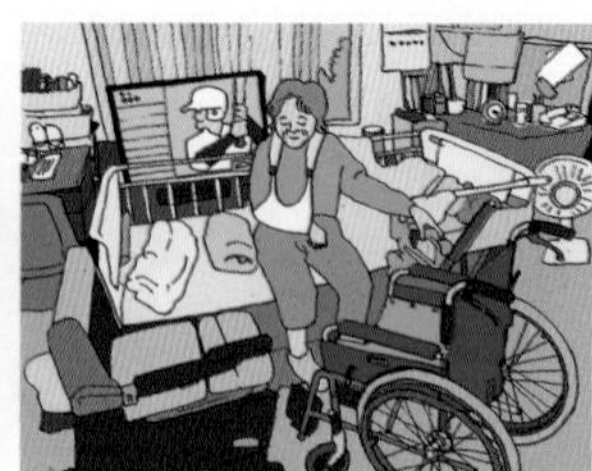

④住環境整備

Check：再評価（アウトカム評価）

6か月後

- 家族の見守りのもと，杖歩行でトイレでの排泄ができるようになった。
- 誤嚥することなく肉じゃがを食べることができるようになり目標は達成された。

アウトカム評価：バーセル指数は15点⇒45点に改善した。

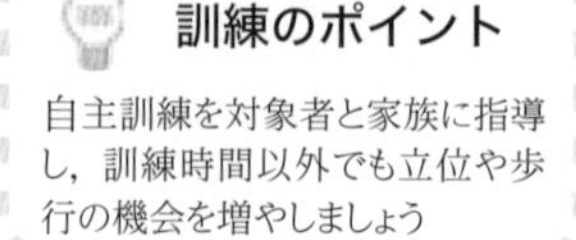

訓練のポイント

自主訓練を対象者と家族に指導し，訓練時間以外でも立位や歩行の機会を増やしましょう

Act：改善

体力づくりと家庭での役割づくりを目的に通所リハビリテーションにおける訓練に移行した。
自宅での洗濯や安全に外出ができる事を目標に訓練を継続している。

索　引

（①外国語，日本語に分類した。②日本語は五十音順に分類し，カタカナ，ひらかな，漢字の順に配列した。③漢字は同一漢字をまとめ，頭初の文字の読みの単音，複音の順とし，さらにその中では画数の少ない文字の順に配列した。）

あ行

か

き

な行

は行

ま行

や行

ら行

わ

介護領域のリハビリテーション手法手引き書

2023年 5月 1日　第1版第1刷 ©

総 編 集　三上　幸夫　MIKAMI, Yukio

発　　行　一般社団法人　日本リハビリテーション医学教育推進機構
〒606-0001　京都市左京区岩倉大鷺町422　国立京都国際会館内

組　　版　HATA

印刷・製本　シナノ書籍印刷株式会社

落丁・乱丁本は直接日本リハビリテーション医学教育推進機構へお送りください．お取替え致します．

Printed in Japan
ISBN978-4-9911776-2-0